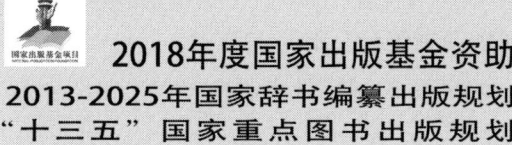

2018年度国家出版基金资助
2013-2025年国家辞书编纂出版规划
"十三五"国家重点图书出版规划

总主编 徐天和

中华生物医学统计大辞典
现场调查统计分册

主编 郭秀花 主审 易丹辉

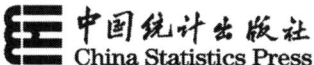

中国统计出版社
China Statistics Press

图书在版编目(CIP)数据

中华生物医学统计大辞典. 现场调查统计分册 / 徐天和主编；郭秀花分册主编. —— 北京：中国统计出版社，2020.12

ISBN 978-7-5037-9425-4

Ⅰ. ①中… Ⅱ. ①徐… ②郭… Ⅲ. ①生物医学工程－医学统计－词典②医学－调查－医学统计－词典 Ⅳ. ①R318-61②R195-61

中国版本图书馆 CIP 数据核字(2020)第 259000 号

中华生物医学统计大辞典：现场调查统计分册

作　　者/徐天和　郭秀花 等
策划编辑/梁　超
责任编辑/姜　洋
执行编辑/胡　英
装帧设计/张　冰
出版发行/中国统计出版社
通信地址/北京市丰台区西三环南路甲 6 号　邮政编号/100073
电　　话/邮购(010)63376909　书店(010)68783171
网　　址/http://www.zgtjcbs.com
印　　刷/河北鑫兆源印刷有限公司
经　　销/新华书店
开　　本/710mm×1000mm　1/16
字　　数/166 千字
印　　张/14
版　　别/2020 年 12 月第 1 版
版　　次/2020 年 12 月第 1 次印刷
定　　价/124.00 元

版权所有。未经许可，本书的任何部分不得以任何方式在世界任何地区以任何文字翻印、仿制或转载。
中国统计版图书，如有印装错误，本社发行部负责调换。

序

庚子年末,获得国家出版基金资助的《中华生物医学统计大辞典》付梓出版,可喜可贺,在此向所有参与撰稿、编辑、出版工作的同志表示感谢!

编纂专业大辞典,是衡量一个国家科技水平和综合实力的标志之一。改革开放以来,我国各项科学事业发生了翻天覆地的变化,数理统计和生物医学统计也进入了一个发展新阶段。为总结我国数理统计在应用中取得的成果和经验,积极传播现代生物医学统计科学的新理论、新方法、新成果,在《中国医院统计》杂志社原社长教授徐天和的牵头下,组织了全国部分高等院校及有关医疗卫生机构的数百名统计学教授、专家团队,经过五年的不懈努力和辛勤劳作,共同编纂了《中华生物医学统计大辞典》。

《中华生物医学统计大辞典》是一部大型生物医学统计参考工具书,包括描述统计分册、单变量统计分册、多变量统计分册等16个分册,在充分体现统计理论与方法完整性的同时,真实反映了生物医学这一学科的先进水平。阅读《中华生物医学统计大辞典》能够强烈感受到,该书编纂方法科学,结构严谨合理,突破了传统的辞典编纂方法,又吸收了其他专业性辞典的诸家所长,具有集"知识性、可读性、可查性"于一身的鲜明特色,论述深入浅出,内容通俗易懂。它既可以作为统计理论工作者、高等学校师生、管理学家、生物学家、医务工作者、卫生信息部门等工作人员必备的大型专业工具书,又满足了生物医学不同层次、不同专业读者的阅读需求。

我相信,《中华生物医学统计大辞典》一定会成为广大从事生物医学科学研究工作者的良师益友,对推动我国生物医学统计事业的发展和与国际生物医学统计界之间的交流与合作,将起到重要作用。

中华生物医学统计大辞典
学术指导委员会

主　　任：宁吉喆
副 主 任：文兼武　徐勇勇
委　　员：(以姓氏笔画为序)

叶植材　　　曲宝林　刘隆健(美国)　许宪春
杨　珉(英国)　邱　东　宋跃征　　　房祥忠
赵彦云　　　贺铿　　耿　直　　　　徐天和
Andrea Bréard(德国)　　Harvey Goldstein(英国)

中华生物医学统计大辞典
总编纂委员会

总 主 编: 徐天和
副总主编: 叶礼奇　陈悟朝　徐　辉
各分册第一主编:（以姓氏笔画为序）

万崇华　王　彤　王幼军　刘　芳　刘玉秀　苏为华
吴清平　余红梅　张天嵩　陈长生　尚　磊　柳　青
钟晓妮　饶绍奇　郭秀花　程　琮

总 编 委:（以姓氏笔画为序）

于　浩　万崇华　马　莉　王　彤　王　霞　王幼军
王学钦　王素珍　仇晓春　方　亚　尹　平　尹素凤
石福艳　田考聪　付海军　冯　丹　曲　巍　吕军城
伍亚舟　任艳峰　刘　芳　刘一志　刘丹红　刘玉秀
祁爱琴　孙　凤　苏为华　苏顼龄　李　伟　李　林
李　康　李启寨　李金明　李春波　李晓梅　李婵娟
李淼新　杨　珉（英国）　杨兴华　吴晓云　吴清平
何　电　余红梅　张　凤　张　英　张　玲　张　勘
张一鸣　张天嵩　张玉海　张晋昕　张崇辉　陈　莹
陈长生　陈玉娟　林爱华　尚　磊　易　东　易丹辉
易平涛　孟　琼　赵旭东　赵耐青　郝元涛　胡小波
胡永宏　柏金喜　柳　青　钟晓妮　饶绍奇　姚　晨
夏结来　徐天和　徐勇勇　徐嘉仪　高　飞　郭亚军
郭秀花　黄　锋　曹婧博　彭　斌　景学安　程　琮
曾　庆　谭健烽　缪华章　颜　艳
Andrea Bréard（德国）

中华生物医学统计大辞典编校委员会

主　　任：许福建
副 主 任：梁　超　罗　浩　马　莉　李　林　王立群
委　　员：（以姓氏笔画为序）
　　　　　马　莉　王立群　王建生　王振宇　冯诗萌　刘　芳
　　　　　李　林　杨映霜　张　冰　张中文　罗　浩　荣文雅
　　　　　胡　英　姜　洋　徐　颖　栾　奕　高　永　梁　超
　　　　　熊丹书
校　　对：（以姓氏笔画为序）
　　　　　丁彦敏　毛逸斐　邢　敏　刘　颖　李　薇　肖　雯
　　　　　吴　桐　库雪飞　张　怡　张　博　陈文娟　赵　蕾
　　　　　赵存存　赵国妮　徐嘉仪　崔伟红　韩　鹏

中华生物医学统计大辞典
现场调查统计分册
编委会

主　　编：郭秀花
副 主 编：尹素凤　杨兴华　冯　丹　何　电
主　　审：易丹辉
编　　委：（以姓氏笔画为序）
　　　　　尹素凤　冯　丹　刘　括　闫宇翔　李　峻　李向云
　　　　　杨兴华　吴立娟　邱红燕　何　电　何　燕　张　凤
　　　　　张　玲　张维宏　罗艳侠　孟玲慧　祝慧萍　姚应水
　　　　　高　琦　郭　晋　郭　蓝　郭秀花　陶丽新　曾　庆
学术秘书：张　凤

总前言

近年来,生物医学统计科学发展日新月异,基因学、大数据、循证医学等新知识不断涌现,并被应用到生物医学科学实践中。大量的统计学及相关的新词汇在各个领域迭出。这就要求广大生物医学科学工作者在工作中学习和掌握这些新知识、新词汇。组织编纂适合广大生物医学科技工作者学习和使用的大型统计辞典工具书,成为当务之急。为此我们计划编纂一部权威的综合性的生物医学统计名词和常用术语的工具书《中华生物医学统计大辞典》(下文简称《大辞典》)。

编纂《大辞典》的想法一经提出,就得到了国内外高等院校与科研院所的统计学教授、专家的赞同。这时,正值我们编写的《中华医学统计百科全书》出版并获得国家优秀出版物奖,趁热打铁,以我们《中华医学统计百科全书》的全体人员为主体,组建了《大辞典》编纂委员会。2015年,我们在山东省威海市召开了《中华生物医学统计大辞典》专家工作会。国家统计局领导与省、市统计局领导亲自到会,表示祝贺与支持。会上,我们确定了14个分册的大体编写分工与主编人选,成立了出版前的临时组织机构:编写秘书处与编写标准委员会。我们参考《大英生物统计百科全书》《剑桥统计大辞典》《中华医学统计百科全书》《统计大辞典》等10余本国内外权威的百科与辞典类书籍,从20000多参考条目中筛选出7000余条目。各分册主编按照分工要求编写出本册的目录。秘书处高永主任协调安排各分册的重复条目。编写标准委员会刘丹红主任执笔编写出样条。在此期间,《大辞典》先后入选"2013—2025年国家辞书编纂出版规划"与"'十三五'国家重点图书出版规划",2018年2月我们获得国家出版基金资助。编写过程中我们先后召开4次部分定稿与编校会议。2018年12月,我们召开了全体主编的定稿会。会上,主编们群策群力,集思广益。大家为了提高本书的质量,提出了很多好的建议。为了全面反映统计历史和方便读者使用,增加了早期统计学家传略分册、总索引分册2个分册。为保证出书质量,我们在大辞典编纂委员会的基础上,又成立了专家指导委员会与编校委员会,为书稿出版前做最后把关。在整个编写过程中,专家们严谨认真,在注重科学性、知识性、先进性、可读性的前提下,紧紧把握生物医学科学研究的特殊性与复杂性,逐字逐词、精益求精。各分册在内容上既相互衔接补充,融为一体,又能各自独立成册。为方便读者查阅,书中各条目层次分明,结构严谨,醒目易读,是广大生物医学科学工作者学习和使用、案头必备的大型统计工具书。

《大辞典》在编写过程中,引用了许多相关专著及教材的资料,在此,我代表全体作者对引用资料的原作者表示衷心感谢!引用资料中多数已在书中注明,也有少部分没有一一列出,对此,敬请原作者给予谅解!国家统计局领导、滨州医学院领导与同仁、中国统计出版社与教材编辑部的历任领导与同仁为《大辞典》的编辑和出版付出了大量心血,在此致以诚挚的感谢!

由于作者水平有限,书中一定存在错误和不足之处,恳请广大读者提出宝贵意见。最后,感谢您学习和使用《大辞典》。希望它能使您开卷有益。

总主编　徐天和
2020年12月

分册前言

《现场调查统计分册》是《中华生物医学统计大辞典》的分册之一。现场调查技术是国际上通用的科学研究的主要方法之一,越来越受到人们的重视,在医学、社会学、心理学、市场与营销等多个领域都广泛采用调查技术进行科学研究。十多年来,针对医学领域的特殊性,也陆续出现了医学现场调查方面的书籍。本人于2005年组织一线从事过调查研究项目的教学人员编写了由人民军医出版社出版的《实用医学调查分析技术》,并于2014年6月再版。2009年在人民卫生出版社出版了《医学现场调查技术与统计分析》一书,2011年荣获了北京市精品教材。2017年在科学出版社,出版了《医学现场调查技术案例版》一书。但是,目前缺少从现场调查抽样技术、现场调查的流行病学方法,到医学现场的定性定量调查技术、问卷的设计方法,再到现场资料的统计分析等这样全面系统、通俗易懂的百科词条书籍。

《现场调查统计分册》编写主要遵循科学、实用、简明、系统、准确、无误的原则。涉及主要内容有现场调查技术基本概念、医学现场调查抽样设计技术、医学现场调查中的流行病学研究方法、医学现场定性研究技术、现场调查特殊资料收集方法、医学调查问卷的数据管理、现场调查定量资料的基本统计方法、现场调查定性资料的基本统计方法、医学现场调查多因素多元统计方法、现场调查问卷的信度和效度分析、医学现场调查研究报告的撰写方法、观察性研究报告规范等。

本书可作为医学院在校学生学习调查设计课程的辅助书籍、医学领域科研工作者开展调查研究的术语指导手册,也可作为社会、心理、市场与营销等领域进行调查分析研究的实用参考书,方便及时查询有关概念、术语等。

在本书即将问世之际,要感谢徐天和、徐勇勇两位教授的指导和信任;

感谢来自国内外11个院校24位编委所付出的艰辛劳动;感谢首都医科大学流行病与卫生统计学系各位同仁对本书提出的许多建议,特别要感谢张凤老师,既是编委,又做了大量的学术秘书工作;感谢中国统计出版社的编辑对本书的重视,并进行认真的加工、校对和排版;另外也要感谢我可爱的研究生:刘相佟、胥芹、陈斯鹏、孙扬、李海彬、田思佳、杨昆、黄芳芳等同学,对本书进行的审核、复核、校对;还要感谢我的家人对我的理解和支持!

本书在选题角度、体例以及具体内容等方面,限于我们的学识和精力,缺点和错误在所难免,恳请广大读者批评指正,再次感谢大家!

郭秀花

2020年10月

使用说明

一、《中华生物医学统计大辞典》(以下简称《大辞典》)分为16个分册:描述统计分册、单变量统计分册、多变量统计分册、非参数统计分册、遗传统计分册、实验设计分册、临床试验设计分册、现场调查统计分册、卫生管理统计分册、医院统计分册、循证医学分册、健康测量的理论与工具分册、综合评价分册、生物医学统计大事记、早期统计学家传略分册、总索引分册。

二、《大辞典》各分册都有一篇介绍该分册相关内容的前言,列在本册中基本条目之前。正文的基本结构单元为条目,主要供读者查检,亦可系统阅读。

三、《大辞典》共收录生物医学、统计学等名词 7600 余条,300 余万字,以常用、基础和重要的名词术语为条目。各分册的条目内容顺序为中文全称(英文全称,缩略语)和条目的中文解释。除个别分册中的条目是中国特有名词,无英文翻译外,其余条目都给出了与该词概念相对应的英文名,以便于查找。收录的词条基本上尊重专业习惯,尽量规范化,即目前在专业内广泛使用的词汇,中英文对照力求准确。条目提供简短扼要的定义或者概念解释,并有适度展开,为统计学专业学生、统计工作人员以及在许多专业领域运用统计学的研究人员提供统计术语的准确释义,并附主要参考文献供读者进一步阅读。

四、由于分册内容难免有交叉,会在不同分册设有少量同名条目。例如描述统计分册和多变量统计分册都设有"组内相关系数"条目,其解释会根据不同分册的视角不同各有侧重。

五、条目之间设立参见系统,体现相关条目内容的联系。一个条目的内容涉及其他条目,需要其他条目的释文作为补充的,设为"参见""见"。例如:单变量推断分册中,"邓肯多重极差检验"参见"多重极差检验"。

六、为了方便读者查找,正文后附有索引,英汉索引按英文字母顺序排列,汉英索引按汉语拼音顺序排列,可由标明的页码查阅该词条。

目　　录

安慰剂对照 ………………………… 1	编程检查 …………………………… 6
安慰剂效应 ………………………… 1	编码 ………………………………… 6
按比例分配 ………………………… 1	编码（定性研究）…………………… 6
按规模大小成比例的概率抽样 …… 1	编码表 ……………………………… 7
案例分析 …………………………… 2	编码方案 …………………………… 7
半封闭式问题 ……………………… 2	变动成本 …………………………… 7
半格式化采访 ……………………… 2	变量类型 …………………………… 7
保护率 ……………………………… 2	便利抽样 …………………………… 8
保密 ………………………………… 2	辨别效能 …………………………… 8
报道性摘要 ………………………… 3	标化比 ……………………………… 8
报告偏倚 …………………………… 3	标识编号 …………………………… 8
暴发 ………………………………… 3	标准抽样 …………………………… 8
暴露 ………………………………… 3	标准对照 …………………………… 9
暴露怀疑偏倚 ……………………… 3	标准化法 …………………………… 9
暴露偏倚 …………………………… 4	标准化死亡比 ……………………… 9
贝叶斯决策 ………………………… 4	表面效度 …………………………… 9
备查项目 …………………………… 4	并联试验 …………………………… 9
备份 ………………………………… 4	病程长短偏倚 ……………………… 10
被动监测 …………………………… 4	病例报告 …………………………… 10
比/相对比 ………………………… 5	病例报告表 ………………………… 10
比较法 ……………………………… 5	病例队列研究 ……………………… 10
比值比 ……………………………… 5	病例对照研究 ……………………… 10
必须输入变量 ……………………… 5	病例父母三重研究 ………………… 10
边际成本 …………………………… 6	病例家庭对照研究 ………………… 11
边际模型 …………………………… 6	病例交叉设计 ……………………… 11

病例交叉研究	11	成本效益分析	19
病例时间对照设计	11	成本效用分析	19
病例同胞对照研究	11	成组匹配	19
病例系列研究	12	乘数法	19
伯克森偏倚	12	重测信度	20
捕获移出	12	重复	20
捕获—再捕获	12	重复变量	20
不重复抽样	13	重复横断面调查	21
不等概率抽样	13	重合轮廓	21
不放回简单随机抽样	13	重新编码	21
不合格	13	抽样	21
不良事件发生率	14	抽样比	22
不依从	14	抽样单位	22
部分覆盖项目	14	抽样调查	22
采访提纲	14	抽样分布	22
参考标准调查	14	抽样误差	22
参与性观察	15	抽样效度	23
测量偏倚	15	抽样总体	23
测量误差	15	出生队列	23
测量中心化	15	初级资料调查	24
测验实得分数	16	串联试验	24
层次结构	16	次级资料调查	24
层次结构分析	16	脆弱模型	24
产出评价	17	错分分析	25
长期趋势	17	错分误差	25
场地笔记	17	错误分类偏倚	25
场景变量	17	打包	25
超额危险度	18	代表性	25
巢式病例对照研究	18	单纯病例研究	26
成本复杂度	18	单纯前后研究设计	26
成本效果分析	18	单阶段抽样	26

条目	页码	条目	页码
单盲	26	独立双录入	33
单项筛检	26	队列	33
德尔菲法	27	队列寿命表	34
等比量表	27	队列效应	34
等级衡量法	28	对称等距抽样	34
等距量表	28	多次性访谈	34
等值性信度	28	多阶段抽样	34
地方性	28	多水平模型	35
典型案例抽样	28	多项抽样	35
典型调查	28	多项筛检	35
电话采访	29	多项选择法	35
调查方式	29	二代监测	35
调查目的	29	二阶段抽样	35
调查问卷	30	二手资料	36
调查项目	30	二相抽样	36
调查研究报告概述	30	二项选择法	36
调查员	30	发表偏倚	36
调查员变异	30	发病密度	36
调查指标	30	发生率研究	37
定量方法	31	反馈式的聆听	37
定量评价	31	范围检查	37
定量研究	31	方差成分	37
定群调查	31	访谈法	38
定性调查	31	访问式调查表	38
定性方法	31	放回简单随机抽样	38
定性评价	32	非概率抽样	39
定性研究	32	非概率抽样调查	39
定义问卷文件	32	非随机对照试验报告规范	39
动机访谈法	33	非随机数据缺失	39
动态人群	33	分半法	40
动态图	33	分半信度	40

分别比估计 …… 40	固定效应 …… 47
分别回归估计 …… 40	关键路径法 …… 47
分层抽样 …… 41	关联的强度 …… 48
分层分析 …… 41	关联的一致性 …… 48
分层有目的抽样 …… 41	关系数据输入 …… 48
分段发展模型 …… 41	观察法 …… 49
分隔格式 …… 41	观察偏倚 …… 49
分析性抽样调查 …… 42	观察性研究报告规范 …… 49
封闭群体 …… 42	观察终点 …… 50
封闭型问卷 …… 42	归档数据 …… 50
封面信 …… 42	归因危险度 …… 50
符合率 …… 42	归因危险度百分比 …… 50
复本信度 …… 43	滚雪球抽样 …… 51
改良问卷调查法 …… 43	过程评价 …… 51
概率抽样 …… 43	过度匹配 …… 51
概率抽样调查 …… 43	过度诊断偏倚 …… 51
甘特图 …… 43	合理值 …… 52
干预措施 …… 44	核查 …… 52
干预性研究 …… 44	核心类属 …… 52
格式化采访 …… 44	横断面调查 …… 52
个案追踪法 …… 44	互相对照 …… 53
个人访谈 …… 44	话语分析 …… 53
个体患者资料 Meta 分析 …… 45	患病率调查 …… 53
个体匹配 …… 45	回顾性调查 …… 53
工具变量 …… 45	回收率 …… 53
公共卫生监测 …… 46	回忆偏倚 …… 53
功效评分法 …… 46	混合成本 …… 53
构成比 …… 46	混合抽样技术 …… 54
固定成本 …… 46	混合型问卷 …… 54
固定队列 …… 46	混杂 …… 54
固定回应访谈 …… 47	混杂变量 …… 54

混杂偏倚	54	交叉对照试验	61
混杂因素	55	交叉设计	61
霍桑效应	55	交叉验证	61
机会成本	55	交互作用	61
机会抽样	55	结构方程模型	62
机会性筛检	55	结构效度	62
机会一致性	56	结构性访谈	62
基线	56	结构性摘要	62
基线调查	56	结果变量	62
极端案例抽样法	56	结局	63
即时性队列研究	56	金标准	63
疾病因果关系	56	金标准对照	63
集体访谈	57	经验效度	63
计算检查	57	精确度/精度	63
记录连接	57	净效应	63
绩效评价	57	静态人群	64
加密字段	57	具体目标	64
加权Kappa系数	58	聚合效度	64
家庭健康询问	58	聚集性偏倚	64
假阴性	58	决策分析	64
间接成本	58	决策树	64
间接访谈	58	决策支持体系	65
监测	59	开放群体	65
监督	59	开放式访谈	65
检查文件	59	开放式分析	66
检出症候偏倚	59	开放式问题	66
检验效能	59	开放型问卷	66
检验—再检验方法	60	抗体阳转率	66
简单随机抽样	60	可比性	66
建成环境	60	可接受性	66
健康工人效应	60	可靠性	67

可靠性分析 …… 67	量表 …… 74
克隆巴赫信度系数 …… 67	疗效观察项目 …… 74
客观检验法 …… 67	临床疾病期 …… 75
客观障碍 …… 68	领先时间 …… 75
空白对照 …… 68	领先时间偏倚 …… 75
空模型 …… 68	流程图 …… 75
空缺值 …… 69	流行病学中观察性研究的 Meta 分析的报告规范 …… 75
控制措施 …… 69	
控制图 …… 69	流行曲线 …… 76
库得－理查森信度 …… 69	轮廓分析 …… 76
跨层交互作用 …… 70	轮廓勾勒 …… 77
框架分析法 …… 70	轮廓图 …… 77
类别分析 …… 70	论说式回应 …… 78
类实验 …… 70	论文评阅 …… 78
类属 …… 71	逻辑核查 …… 79
类属型定性研究报告 …… 71	逻辑模型 …… 79
累计发病率 …… 71	逻辑效度 …… 79
李克特量表 …… 71	逻辑一致性检查 …… 79
理论阐述 …… 72	率比 …… 79
理论抽样 …… 72	满意度 …… 80
理论为依据抽样 …… 72	盲法 …… 80
理论研究型报告 …… 72	密切值法 …… 80
历史对照 …… 72	面对面访谈 …… 80
历史前瞻性队列研究 …… 73	描述性研究（调查） …… 81
历史性研究 …… 73	敏感问题 …… 81
立意抽样 …… 73	敏感问题调查技术 …… 81
连续性纵向调查 …… 73	敏感性分析 …… 81
连续质量评价 …… 73	敏感性问题网络调查 …… 82
联合比估计 …… 73	名义分组法 …… 82
联合回归估计 …… 74	目的抽样 …… 82
两阶段随机化回答模型 …… 74	目的为依据抽样 …… 82

奈曼偏倚 …………………………… 83
难度参数 …………………………… 83
内部收益率 ………………………… 83
内部一致性 ………………………… 84
内容分析法 ………………………… 84
内容效度 …………………………… 84
内生变量 …………………………… 84
内省日志 …………………………… 84
内在效度 …………………………… 85
匿名 ………………………………… 85
鸟瞰法 ……………………………… 85
纽卡斯尔－渥太华质量评价量表 … 86
偶遇抽样 …………………………… 86
排列图 ……………………………… 86
判别效度 …………………………… 87
判断抽样 …………………………… 87
培训 ………………………………… 87
配额抽样 …………………………… 87
配对随机化 ………………………… 87
匹配 ………………………………… 87
偏倚 ………………………………… 88
片段呈现 …………………………… 88
频率 ………………………………… 88
频数匹配 …………………………… 88
平行轮廓 …………………………… 88
评分者信度 ………………………… 89
评价 ………………………………… 89
评价式回应 ………………………… 89
普查 ………………………………… 90
期望寿命年数 ……………………… 90
启迪教育式的询问方法 …………… 90

前后对照 …………………………… 90
前瞻性调查 ………………………… 91
前瞻性队列研究 …………………… 91
强化观察性流行病学研究报告 …… 91
倾向评分 …………………………… 92
倾向评分配比 ……………………… 92
情境型定性研究报告 ……………… 92
区分度参数 ………………………… 92
区间尺度 …………………………… 93
全面调查 …………………………… 93
缺失值 ……………………………… 93
确诊病例 …………………………… 93
人群为基础的队列研究 …………… 93
人时发病率 ………………………… 93
人种学 ……………………………… 94
三角支撑 …………………………… 94
散发 ………………………………… 94
瑟斯顿量表 ………………………… 95
筛查性访谈 ………………………… 95
筛检/筛查 ………………………… 95
筛检试验 …………………………… 96
哨点监测 …………………………… 96
设计效应 …………………………… 96
设施设备安全追踪 ………………… 96
社会网络分析 ……………………… 96
社区干预研究 ……………………… 97
社区试验 …………………………… 97
社区为基础的病例对照研究 ……… 97
社区研究 …………………………… 97
深度访谈型研究报告 ……………… 97
失访 ………………………………… 98

失访率 …… 98	数据录入 …… 105
失访偏倚 …… 98	数据录入形式 …… 105
失效安全数 …… 98	数据输入表 …… 105
时点患病率 …… 99	数据文件 …… 106
时间权衡法 …… 99	数据一致性 …… 106
时间效应偏倚 …… 99	数量分组 …… 106
时间序列分析 …… 99	数量特征的敏感性问题 …… 106
实地观察法 …… 100	双重抽样 …… 106
实际建议性报告 …… 100	水平轮廓 …… 106
实际频数 …… 100	顺位法 …… 107
实物分析 …… 100	顺序尺度 …… 107
实/试验变量 …… 100	顺序量表 …… 108
实验单位 …… 100	随访 …… 108
实验室监测 …… 101	随机抽样 …… 108
实验效应 …… 101	随机对照试验 …… 108
实验证据 …… 101	随机对照试验 Meta 分析的统一报告
示踪方法 …… 101	格式 …… 108
事后编码 …… 101	随机对照研究报告规范 …… 109
事前编码 …… 102	随机对照试验 Meta 分析的报告规范 … 109
事实性问题 …… 102	随机化 …… 109
输出数据 …… 102	随机平行对照试验报告规范 …… 109
输入数据 …… 102	随机区组设计 …… 112
属性特征的敏感性问题 …… 102	随机效应 …… 112
数据包络分析 …… 103	随机应答技术 …… 112
数据编码 …… 103	随机有目的抽样 …… 112
数据管理 …… 103	索引变量 …… 112
数据归档 …… 103	态度性问题 …… 113
数据集 …… 103	探索性因子分析 …… 113
数据检查 …… 104	特殊项目追踪 …… 113
数据库定义 …… 104	特异性 …… 114
数据库结构 …… 105	特征效度 …… 114

条件矩阵	114	问卷法	120
条件路径	114	问卷访谈	120
条件跳转	114	问卷核查	121
条目特征曲线	115	问卷接收	121
同伴推动抽样法	115	问卷说明	121
同时效标	115	问卷文件	121
同源爆发	115	问卷效度	122
同源抽样	115	问卷信度	122
同质性	116	问题库	122
头脑风暴	116	屋顶效应	123
退出	116	无残疾期望寿命	123
脱落	116	无差异错误分类	123
外部第三方专家的访谈	116	无关联匿名监测	123
外来因素	116	无结构性访谈	124
外生变量	117	无限总体	124
外推法	117	无限总体抽样	124
外在效度	117	无形成本	124
完全随机化	117	无应答偏倚	124
完全随机缺失	117	洗脱	124
完全随机设计	118	洗脱期	124
完整性核查	118	系统抽样	125
网络采访	118	系统追踪法	125
网络规模迭加法	118	现场调查	125
网络会议	118	现场实验	125
网络实时交谈	119	现患－新发病例偏倚	125
网络文献调查法	119	限制	125
危险度差	119	陷阱反应	126
危险因素	119	陷阱畏缩	126
微访谈	119	陷阱愉悦	126
文献法	119	相对危险度	126
问卷编码	120	项目反应理论	126

项目监督	126	循环等距抽样	133
项目评价技术	127	循环效度	134
项目实施	127	压缩	134
项目特征曲线	127	研究方案	134
项目组织计划	128	研究效率	134
小组讨论法	128	验证性因子分析	134
效标	128	阳性对照	135
效标效度	128	样本	135
效度系数	129	样本大小/样本含量	135
效果评价	129	样本率	135
效果指数	129	药物利用评价	136
效能/功效	129	一次性访谈	136
效用	129	一级编码	136
效应测量	130	一致性	136
协调系数	130	一致性检查	136
信度比	130	一致性检验	137
信息偏倚	130	一致性系数	137
行为危险因素监测	130	医学论文	137
行为性问题	131	医学论文结构	137
行政区划法	131	医学现场调查	137
形成性评价	131	依从性	138
虚假关系	131	遗留问题	138
需要筛检人数	131	疑似病例	138
需治疗人数	132	以人群为基础的监测	138
序列法	132	以医院为基础的调查	138
叙事分析	132	易感性偏倚	138
选题小组访谈	132	意向性分析	139
选择偏倚	133	因果分析图	139
选择式登录	133	因果关系	139
选择式分析	133	阴性对照	140
选择性筛检	133	阴性似然比	140

阴性预测值	140	整群筛检	146
隐私	140	症状监测	146
隐私权	140	知情权	147
影响/效果评价	141	知情人	147
影响评价	141	知情人交谈/采访	147
应答率	141	知情人物访谈	147
有差异错误分类	141	知情同意	148
有限总体	141	直接成本	148
有限总体抽样	141	直接访谈	148
有限总体校正	142	直接观察法	148
有限总体校正系数	142	直接因果联系	148
有效率	142	直线等距抽样	148
语义差异量表	142	职业暴露队列	149
预测效标	143	指示变量	149
预调查	143	指示性－报道性摘要	149
预防性筛检	143	指示性摘要	149
预评价	143	指数	149
预试验	143	质量保证	149
预先设定主题	143	质量分组	150
源人群	144	质量控制	150
约登指数	144	质量评价	150
扎根理论	144	质量提高	150
真实分数	144	质性访谈	150
真实性	144	治疗性筛检	151
真实验	145	秩和比	151
真阳性率	145	置信系数	151
真阴性率	145	终止时间	151
诊断怀疑偏倚	145	种子数	151
诊断性研究	146	重点抽样	152
诊断准确性研究报告标准	146	周期性	152
整群抽样	146	轴心登录	152

轴心式分析	152	总体率	158
主动监测	152	总体率估计	158
主动随访	153	纵向研究	158
主动性筛检	153	最大差异抽样	158
主观评价法	153	最小成本分析	158
主观障碍	153	最优分配	158
主题采访	154	最优分配分层随机抽样	159
主题抽提分析	154	遵循研究方案分析	159
主题框架分析法	154	Aickin 一致性系数	159
主题内容	154	Cochran 卡方	159
主效应	154	FOCUS-PDCA 模型	160
专家个人判断	154	Friedman 卡方	160
专家会议	155	Kappa 系数	161
专家积极程度	155	Kendall 和谐系数	161
专家评估信度法	155	Kendall 秩相关系数	162
专家权威程度	155	Lincoln-Petersen 模型	162
专家意见的协调程度	155	NUD*IST 软件	162
专题调查研究报告	155	PPS 抽样法	163
专题小组访谈法	156	PRISMA 声明	163
准确度	156	QQ 访谈法	164
自变量	156	ROC 曲线	164
自然景观法	156	Simmons 模型	164
自身对照	156	Six Sigma 理论	165
自填调查表	156	Spearman-Brown 值	165
自由式	157	Warner 模型	165
自助再抽样	157	Williams 一致性	165
综合个案	157	3 参数 Normal-ogive 模型	166
综合评分法	157		
综合性抽样调查	157	索引	167
总结性评价	157	参考文献	189

安慰剂对照(Placebo Control)

是指所研究的疾病尚无有效的预防或治疗药物,且使用安慰剂对研究对象健康无影响时采用的对照方式。安慰剂通常使用乳糖、淀粉、生理盐水等成分制成,不添加任何有效成分,其外形、颜色、大小、味道与实(试)验药物或制剂极为相近。

安慰剂效应(Placebo Effect)

名伪药效应,指受试者虽然使用无效的预防或治疗药物,但却"预料"或"相信"有效,而让某些症状得到舒缓的现象;在研究中,某些研究对象,由于依赖医药而表现的一种正向心理效应。因此当以主观感觉的改善情况作为干预措施效果评价指标时,其效应中可能包括有安慰剂效应。

按比例分配(Proportional Allocation)

设 N 和 n 分别为研究总体例数和实际样本例数,N_i 为总体中第 i 层的总例数,n_i 为从 i 层抽取的实际样本例数,抽样比例 $n_i/n = N_i/N$,可按公式:

$$n_i = n \frac{N_i}{N} = N_i \frac{n}{N}$$

计算各层应抽样的例数 n_i。在分层抽样设计中,按比例分配是比较常用的方法,例如根据医院一定时间内不同科室的总病例数,计算科室之间患者的比例并以此分配抽取样本。

按规模大小成比例的概率抽样(Probability Proportional to Sampling)

又称PPS抽样法,在多项抽样过程中,当总体中每个单元具有一个说明其"大小"或"规模"的度量 M_i 时,则可将每个单元纳入样本的概率取为:

$$Z_i = \frac{M_i}{M_0}, \quad M_0 = \sum M_i$$

此时,每个单位在每次抽样中纳入样本的概率与单位大小成比例,这种特殊的多项抽样称为按规模大小成比例的概率抽样,简称PPS抽样。比如在设计抽样调查某地区医院医务人员相关情况时,由于不同医院级别和规模相差较大,应按照人员的规模大小计算比例并以此进行抽样设计。

案例分析（Case Study）

指对涉及某一主题及相关主题的对象（案例）进行密切、深入和详细的检查。案例分析频频见诸热点问题的研究。

半封闭式问题（Semi-closed Question）

既包括不设立备选答案而由调查对象根据自己的情况做自由回答的部分，也包括将备选答案设置好，请被访者从中选出一个或几个适宜答案的部分，这样的问题称为半封闭式问题。半封闭式问题兼具开放式问题和封闭式问题的优点，可以有效规避开放式问题和封闭式问题的不足。例如在问题设计中设置好备选答案，当调查对象选择其中一个后，继续回答选择此项的原因或者补充对该问题的看法。你希望公司有哪些福利？

[1]带薪休假　[2]五险一金　[3]出国进修　[4]节假日福利
[5]其他，请注明：＿＿＿＿＿＿。

半格式化采访（Semi-structured Interview）

即半结构化调查，是社会科学现场调查中一种常用的方法，与有严格的问题框架、不能随意更改的格式化采访不同，半格式化采访是开放的，允许调查者在调查过程中将新的想法引入。一般地，半格式化采访仅给调查者规定一个采访主题的框架，其他可根据实际情况进行调整和更改。

保护率（Protection Rate）

是在实验流行病学研究中，用于评价预防措施效果的主要指标，它的计算公式为：

$$保护率 = \frac{对照病组发病（或死亡）率 - 实验组发病（或死亡）率}{对照组发病（或死亡）率} \times 100\%$$

保密（Confidentiality）

问卷的开头部分一般要对调研的保密性进行承诺，即被调查者所填报的所有信息只用于科学研究之用，不会向第三方透漏，涉及隐私的信息在公开发表时均会隐藏。

报道性摘要（Reported Abstract）

又称信息性摘要，是明确文献的主题范围及内容梗概的简明摘要，对原始文献基本内容言简意赅的浓缩。报道性摘要一般是以"摘录要点"的形式报道出作者的主要研究成果和比较完整的定量及定性的信息，用来反映自然科学论文的主题范围、研究目的、方法、主要内容、主要结果与结论或基本的学术观点。这种摘要内容充实精练，篇幅相对较长，读者无须通读全文即可了解文章的基本内容，便于文献机构收录转载。一般学术性期刊（或会议论文集）多采用此种类型摘要，其篇幅一般在300字左右。

报告偏倚（Reporting Bias）

是指由研究对象有意夸大或缩小某些信息而导致的偏倚，也被称作说谎偏倚。

暴发（Outbreak）

在某局部地区或集体单位中，短时间内突然出现异常症状的多个病例，且这些病例多有相同的传染源或传播途径，大多数病人常同时出现在该病的最短和最长潜伏期之间，称为传染病暴发。如托幼机构的麻疹、手足口病、腮腺炎和甲型病毒性肝炎等疾病的暴发。

暴露（Exposure）

是指研究对象接触过某种特定物质（如重金属）、具备某种特征（如年龄、性别及遗传等）或行为（如吸烟）。在不同的研究中"暴露"有不同的含义，它可以是有害的，也可以是有益的。

暴露怀疑偏倚（Exposure Suspicion Bias）

研究者若事先了解研究对象的患病情况或某种结局，可能会以与对照组不一致的方法调查与某病或某结局有关的因素，如多次认真地调查和询问病例组某因素的暴露史,而漫不经心地调查和询问对照组,从而导致错误结论,此即暴露怀疑偏倚。

暴露偏倚(Unmasking Bias)

即揭露伪装偏倚、检出征候偏倚,指某因素与某疾病在病因学上虽无关联,但由于该因素的存在而引起该疾病症状或体征的出现,从而使患者及早就医,接受多种检查,导致该人群具有较高的检出率,以致得出该因素与该病相关联的错误结论。

贝叶斯决策(Bayesian Decision)

是在不完全情况下,对部分未知的状态用主观概率估计,再用贝叶斯公式对发生概率进行修正,最后利用期望值和修正概率做出最优决策的方法。贝叶斯决策属于风险型决策,决策者虽不能控制客观因素的变化,但却掌握其变化的可能状况及各状况的分布概率,并利用期望值(即未来可能出现的平均)作为决策准则。

备查项目(Reference Projects)

是为了保证分析项目填写的完整和正确,便于对其核查、补填和更正而设置的调查项目及问题,通常不直接用于分析。如列出死者的姓名和住址,有助于确定观察单位和核查;列出死者的出生年、月,可结合死亡年、月核算死亡时实足年龄;列出诊断依据,有助于核对诊断;列出调查人和调查日期,有助于查询调查情况和明确责任。

备份(Backup)

为应对文件、数据丢失或损坏等可能出现的意外情况,将电子计算机存储设备中的数据复制到大容量存储设备中。如在原文中独立出来单独贮存的程序或文件副本。

被动监测(Passive Surveillance)

下级单位常规上报监测数据和资料,而上级单位被动接收,称为被动监测。

我国的法定传染病监测信息系统、突发公共卫生事件报告系统和药品不良反应监测自发报告系统等多属于被动监测范畴。

比/相对比(Ratio)

两个有关联的指标 A 与 B 之比。A 与 B 可以性质相同,如不同时期发病数之比;也可以性质不同,如医院的门诊人次与病床数之比。A、B 两指标可以是绝对数、相对数或平均数,通常以倍数或百分数(%)表示。

比较法(Comparison Type)

是将若干可以比较的事物整理成两两对比的形式,要求被访者进行比较并做出肯定回答的方法。应用比较法要考虑被访者对所要回答的问题是否熟悉,比较法适用于对质量和效用的评价。

比值比(Odds Ratio, OR)

又称比数比、优势比、交叉乘积比,表示疾病与暴露之间联系强度的指标。比值(odds)是指事物发生的可能性与不发生的可能性之比。病例组的暴露比值与对照组的暴露比值之比称为比值比。病例对照研究比值比的计算公式为:

$$OR = \frac{病例组的暴露比值}{对照组的暴露比值} = \frac{a/c}{b/d} = \frac{ad}{bc}$$

式中:a:病例组中暴露人数,c:病例组中非暴露人数,b:对照组中暴露人数,d:对照组中非暴露人数。

例如,在 1948 年 Doll 和 Hill 开展的病例对照研究中,对吸烟和肺癌关系使用了 OR 值进行分析。在 709 例癌症患者中,688 例有吸烟史;709 例非癌症患者中,650 例有吸烟史,根据公式计算吸烟的 OR 值为 $(688 \times 59) \div (650 \times 21) = 2.97$,表示暴露于吸烟人群患癌症的可能性是未暴露于吸烟人群的 2.97 倍。

必须输入变量(Must Enter Variables)

在录入数据时必须录入结果值的变量,录入时该变量的数值既不能跳过不录入,也不能以缺失数据值代替。该变量对应于调查问卷中的必须调查项目。Epidata 在 CHK 核查文件中使用 mustenter 命令来指定。

边际成本(Marginal Cost)

指每一单位新增生产的产品(或者购买的产品)带来的总成本的增量。

$$MC(Q) = \frac{\Delta TC(Q)}{\Delta Q}$$

式中 MC(Q)为边际成本;$\Delta TC(Q)$为总成本的变化;ΔQ为产品变化量。

边际模型(Marginal Model)

指在多水平模型中用于回归估计的一种方法,又称为多层线性模型(Hierarchical Linear Models)。在典型的多水平模型中,会存在 2 个水平的残余(变量 R 和 U),这两个变量和因变量(Y_{ij})间呈联合分布。而对于边际模型,其将 2 个水平的变量边际化从而转化为常见的多变量分布。

编程检查(Programmed Check)

通过编写程序将有关数据合理性的检查内容放在一个独立的文件中,并在数据录入时或者数据录入后由计算机据此自动完成数据检查,这是保障数据录入质量的一个重要的措施。Epidata通过设置数据库同名的.CHK核查文件来完成。

编码(Cording)

是指信息从一种形式或格式转换为另一种形式的过程,也称为计算机编程语言的代码。用预先规定的方法将文字、数字或其他对象编成数码,或将信息、数据转换成规定的电脉冲信号。编码在电子计算机、电视、遥控和通讯等方面广泛使用。解码,是编码的逆过程。

编码(定性研究)(Code)

指对访谈资料根据多个分类标准进行归纳总结,是访谈资料系统整理的第一步,是形成扎根理论的开始环节。它是一个从访谈资料中逐渐提炼概念的过程,即用简短的词组或词语来概括访谈资料中的人物、事件、概念和范畴等。编码时,扎根理论强调研究人员必须对访谈资料采取开放态度,通过编码对访谈信息做深入详细分析,从中提炼出相关的概念和范畴,建构反映访谈对象生活的理论和描述社会现象和问题。

编码表(Codebook)

是一种代码说明表格,用来帮助用户明确数据和字符代码的含义。在逻辑电路中通常用来说明输入与输出之间的逻辑关系。

编码方案(Coding Schemes)

由于计算机要处理的数据信息十分庞杂,有些数据库所代表的含义又使人难以记忆。为了便于使用,容易记忆,常常要对加工处理的对象进行编码,用一个编码符号代表一条信息或一串数据。在计算机的管理中对数据进行编码非常重要,可以方便地进行信息分类、校核、合计、检索等操作。因此,数据编码就成为计算机处理的关键。不同的信息记录应当采用不同的编码原则,一个码点可以代表一条信息记录。人们可以利用编码方案来识别每一个记录、区别处理方法、进行分类和校核,从而克服项目参差不齐的缺点,节省存储空间,提高处理速度。

变动成本(Variable Cost)

是指在总成本中随产量的变化而变动的成本项目。例如,如果生产产量增加一倍,那么需要的直接原材料成本也会增加一倍,而这种增加的比例往往是固定的。

变量类型(Variable Type)

根据某些原则划分的变量分类。在 Epidata 中按照变量的值和存贮特性分为了数值型、字符型、逻辑型和日期型 4 类。

(1)字符类型:共 3 种。适用于观测结果采用文字叙述,是文字类型或者非数字类型的结果,分类资料和等级资料多属这类观测结果。在数据库中保存的是字符信息,可以直接按问题的回答文字输入,能输入和保存任意字符。问卷文件中用<A>或者<_>等表示。

(2)数值类型:共 3 种。适用于观测结果是不同精度的数字,以数字形式保存在数据库,能够直接进行数学和统计计算。在数据录入时仅能输入数字、逗号、小数点和正负号四类符号。其中逗号和小数点是作为数字的小数点符号输入。问卷文件中用<♯>等表示。

（3）逻辑类型：适用于答案为是否或者有无的问卷问题，其取值为逻辑是 Y 或者非 Y。输入时仅能输入英文字母 Y,y,N,n,以及数字 1 和 0。输入数字后自动更改为 Y 和 N。问卷文件中用<Y>表示。

（4）日期类型：共 6 种。适用于日期信息的输入、保存和处理。日期型字段能直接进行有关日期的加减计算，两个日期数据之差是两个日期之间相差的天数。问卷文件中用<yyyy/mm/dd>等表示。

便利抽样（Convenience Sampling）

又称方便抽样参见"偶遇抽样"。

辨别效能（Discriminative Power,DP）

是指运用相同的问卷测定不同特质和内涵,测量结果之间不应有太大的相关性。也称辨别效标。Spitaer 认为,在无金标准的情况下,可以用判别效度评价问卷的有效性。

标化比（Standardized Ratio）

当研究对象数目较少,结局事件的发生率比较低时,无论观察的时间长或短,都不宜直接计算率,而是以全人口发病（死亡）率作为标准,算出该观察人群的理论发病（死亡）人数,即预期发病（死亡）人数,再求观察人群中实际发病（死亡）人数与此预期发病人数之比,即得标化发病（死亡）比。

标识编号（Identifying Number）

设计调查表或数据库文件时用来确定调查对象的唯一值。该变量值是寻找和区分纸质表单、数据库记录的依据。在 Epidata 核查文件中采用 key unique 命令来指定。

标准抽样（Criterion Sampling）

研究者制订一定的标准,抽取的对象要满足所制订的标准。如调查儿童口服补液盐使用情况,在选取调查对象时,可以制订以下标准:有一个小孩的母亲,小孩年龄小于3岁,该小孩近一年内患过腹泻。按照这三条标准去选择对象,然后再进行个人访谈或专题小组讨论等。

标准对照(Standard Control)

又称阳性对照,指以已知经典药物在标准条件下与实验药物进行对照,或含有某种生物标志,并已知其含量的生物标本。

标准化法(Standardization)

是指用于两个(或多个)样本(或总体)的指标进行比较时,排除由于内部构成不同对指标可比性的干扰而采用的方法。当不同暴露水平组间混杂因素分布不均匀时,可以选择一种标准构成,来调整原来分布的不均匀性。标准化的实质在于考虑某因素分层后的权重。

标准化死亡比(Standard Mortality Ratio,SMR)

为了合理比较不同人群之间同一种疾病的死亡率水平,需消除因不同人群内部年龄和性别构成差异所带来的影响;或者当研究对象数目较少,结局事件的发生率比较低时,无论观察的时间长或短,都不宜直接计算率。为此,人为选出一个有代表性的人口作为标准人口,并将该标准人口的各年龄和性别组死亡比率应用于所研究人群的相应各组人口数目上,由此得到它们的死亡人数的预期数,即计算出能进行合理比较的标准化死亡比:

$$SMR = (实际死亡数/预期死亡数) \times 100\%$$

表面效度(Face Validity)

是指外行人从表面上看测验是否有效,测验题目与测验目的是否一致。表面效度不是真正的效度指标,要避免它与内容效度相混淆。

并联试验(Parallel Test)

或称平行试验,即全部筛检试验中,任何一项筛检试验结果阳性就可定为阳性。该方法可以提高灵敏度,却降低了特异度。如进行乳腺癌筛检,并联使用钼靶X线和B超检查,不论何者阳性,均为筛检阳性,再做进一步确诊。

病程长短偏倚(Length Bias)

临床前期长的癌症病人要比临床前期短的同类病人被筛检到的机会大,而前者的生存期要比后者长,从而产生一种筛检者比未筛检者生存时间长的假象。

病例报告(Case Report)

是对临床上某种罕见病的单个病例或少数病例的详细介绍,属于定性研究的范畴。研究设计少数个案,通过对个案特征的把握得出结论,无须描述事物的集中趋势或离散程度,重点探求其背后产生的原因,为研究者提供分析和解决问题的线索。

病例报告表(Case Report Form)

指按照试验研究目的,依据试验方案规定所设计的一种文件,用以记录每一名受试者在试验过程中的数据。通常,病例报告表包括首页、基线情况、用药观察部分、疗效的测量及评价部分、不良事件、完成及提前终止试验表、签字确认页等内容。

病例队列研究(Case-cohort Study)

是一种队列研究与病例对照研究结合的设计形式。队列研究开始时,在队列中按一定比例随机抽样选出一个有代表性的样本作为对照组,观察结束时,队列中出现的所研究疾病的全部病例作为病例组,与上述随机对照组进行比较。

病例对照研究(Case-control Study)

是从患者出发研究与患病有关的因素,即从果到因的研究,先根据研究的疾病选定病例组和对照组,然后分别回顾两组暴露情况,比较暴露的差异,以推测暴露与疾病之间有无关联以及关联大小的一种研究方法,从而探索可能发病的原因,如年轻女性阴道腺癌与母亲妊娠期服用雌激素的病例对照研究。

病例父母三重研究(Case-parent Trios Study)

即病例-父母对照研究,以病例的父母双亲为对照,寻找与疾病相关的遗传标志或者与之相邻位点上存在连锁不平衡的等位基因,评估环境暴露与基因之间的交互作用。

病例家庭对照研究(Case-family Control Study)

以家系为基础的关联研究包括病例—父母对照研究和病例—同胞对照研究。

病例交叉设计(Case-crossover Design)

研究对象包含病例和对照两个部分,但两部分的信息均来自同一个体,"病例部分"被定义为危险期,该期是指疾病或事件发生前的一段时间;"对照部分"为对照期,该期是指危险期外特定的一段时间。研究就是对个体危险期和对照期内的暴露信息(如服药、运动等)进行比较。

病例交叉研究(Case-crossover Study)

其基本思想就是比较相同研究对象在急性事件发生前一段时间的暴露情况与未发生该事件的某段时间内的暴露情况。如果暴露与少见的事件(或疾病)有关,那么刚好在事件发生前一段时间内的暴露频率应该高于更早时间内的暴露频率。例如,据报道某种药物可以引发猝死,如果该报道正确,则应该可以观察到服用此药物后一段时间内猝死增多,或者说在猝死前几天或几周内应有服药增多的报道。

病例时间对照设计(Case-time-control Design)

该方法是在病例交叉设计的基础上结合传统的病例对照研究设计的一种方法,适用于随时间的推移暴露可能会变化的情况。例如,随时间的推移,药物的使用可能会"自然增加"。药物使用的"自然增加"不仅与研究的事件相关,而且与医疗措施改变、对药物益处的认识加深、对使用该药物信心增加、适应症扩大、病人对药物依赖增加以及市场的推广等均有关。这样,药物使用的自然变化趋势会混合到由病例交叉设计所得的 OR 值中。另设一组对照,对照组中的每个研究对象也观测两次,则可以消除暴露随时间推移所发生的变化对结局产生的影响。

病例同胞对照研究(Case-sibing Control Study)

以患者及其未患病的同胞作为研究对象,对其进行基因分型调查,通过比较同胞的等位基因或者基因型,探索遗传因素是否与疾病发生相关联。

病例系列研究(Case Series Analysis)

是指对曾经暴露于某种相同干预(预防)措施的一批患者的临床结果进行描述和评价的报告方法,包括两种类型:仅有治疗后结果的病例系列分析和有治疗前后对比的病例系列分析。

伯克森偏倚(Berkson's Bias)

即入院率偏倚,常发生以医院为基础的病例对照研究中,利用医院就诊或住院病人作为研究对象时,由于疾病严重程度不同、就医条件不同、人群对某一疾病的了解和认识程度不同等原因而使患不同种类疾病的人(或有某种特性者)的住院率不同而导致的偏差。

捕获移出(Removal)

在野生动物研究、渔业和生物学中,群体数目及相关参数的估计是一个重要问题。由于时间经费和试验方式等方面的限制,一般不可能观测到所有的动物,而只能观测到其不完全的子样,利用此子样中包含的信息,常常可以得到有价值的估计量。例如,具有某种倾向的消费者人数的估计、HIV阳性群体等敏感人群数目的估计。在通常的实际调查工作中,一般是在某区域中通过一段时间内对动物的捕获、标记得到数据,之后利用统计方法对群体数目及相关参数进行估计。试验期间,若捕获到的动物被永久性地移出群体,则称试验为捕获移出方法。

捕获-再捕获(Capture-recapture)

最初用于野生动物生物学监测,近年来也被用于疾病和事件监测,可以帮助人们估计发病率和患病率的分子数据。在通常的实际调查工作中,若捕获到的动物被做上标记放回群体中,并可能被再次捕获,称试验为捕获再捕获方法。首先应该明确定义研究的人口,地理覆盖范围和时间框架,然后需要确定来源情况。之后,可以开始数据收集、执行资源之间的匹配进行分析,估计失踪案件的数量。最终估计出来的数据可以用来计算发病率和患病率。

不重复抽样(Sampling Without Repeating)

又称不放回式抽样。每次从总体中抽取一个观察单位后,该观察单位不再放回总体,每经过一次抽样,总体中观察单位数就减少一个。总体中每个观察单位在各次抽样中被抽中的概率是不同的,每个观察单位最多只有一次被抽中的机会,随着抽样次数的增多,总体中剩下的观察单位被抽中的几率就会增大。

不等概率抽样(Unequal Probability Sampling)

是指在抽取样本之前给总体的每一个单元赋予一定的被抽中概率。不等概率抽样分为放回与不放回两种情况。有放回的不等概率抽样中,最常用的是按总体单元的规模大小来确定抽选的概率。不放回的不等概率抽样,是指在抽样的过程中被抽中的单元不能再被抽中,因此在抽取了第一个单元之后,余下的 $N-1$ 的单元中再以什么样的概率抽选就比较复杂。接着抽取第二和第三个单元时就面临更复杂的问题,因此抽样的实施比较困难。这种抽样要求做到第 j 个单元入样概率为 π_j,在样本容量为 n 时所有 N 个单元的入样概率之和就应等于 n。例如某央企准备对职工家庭进行调查,一种简单的办法就是以人事部门的花名册作为抽样框进行抽样,该单位有少数家庭两名职工在该单位工作,如果对职工进行简单随机抽样,则双职工家庭被抽中的概率大,而研究者希望对家庭进行等概率抽样,可以对职工采用不等概率抽样。具体做法是对每名职工记录其家庭成员在该单位工作的人数,然后对每名职工按与人数成反比的概率进行抽样。

不放回简单随机抽样(Simple Random Sampling without Replacement,SRSWOR)

以从一个口袋中取球为例,每次随机地取一只,每次取一只球后放回袋中,搅匀后再取一球,这种取球方式为放回取样。每次取一只球后不放回袋中,下一次从剩余的球中再取一球,这种取球方式为不放回简单随机抽样。

不合格(Ineligibility)

指在实验流行病学中,在资料整理阶段一般需要剔除的研究对象,包括不符合纳入标准、一次也没有接受干预措施或没有任何数据者。这些研究对象属于不合格的研究对象。

不良事件发生率(Adverse Event Rate)

指发生不良事件病例数占可供评价不良事件的总病例数的比例,是临床试验中一种用于评价某种药物或治疗方法的负面效果的指标。它的计算公式为:

$$不良事件发生率 = \frac{发生不良事件的人数}{可供评价不良事件的总人数} \times 100\%$$

不依从(Noncompliance)

是指在实验流行病学研究中,研究对象在随机分组后,不遵守实验所规定的要求。实验组成员不遵守干预规程,相当于退出(Drop-out)实验组,对照组成员不遵守对照规程而私下接受干预规程,相当于加入(Drop-in)实验组。研究对象不遵守实验规程的原因一般有以下几种:①试验或对照措施有副作用;②研究对象对试验不感兴趣;③研究对象的情况发生改变,如病情加重等。

部分覆盖项目(Partial Coverage Program)

考虑到有限资源,通过建立系统的纳入标准和策略,将目标人群的部分样本纳入项目和研究设计。

采访提纲(Interview Outline)

亦称访谈提纲,包括采访计划和调查纲目两个方面。实际访谈活动中,可以既写出采访计划,又列出调查纲目,也可以只拟定其中1个。所谓采访计划,是指大体的活动步骤、方式,确定要采访的部门、人员名单及其先后顺序等。所谓调查纲目,是指所要提问的大纲细目。

参考标准调查(Criteria Reference Survey)

又称为参考标准测试,用于检测一个被测者是否能够对一组概念进行正确的理解。其不同于典型的、调查者编写的多项选择测试,参考标准测试的问题和选项经常作为研究的主题。这些研究旨在确定问题涉及的范围以及针对问题最常见的回答。评估参考标准测试可以确保测试的可靠性和准确性。在一个参考标准测试的最终版本中,每个问题包含一个正确选项和若干干扰选项。理想情况下,参考标准测试的分数反映了一个被测者掌握的知识内容。不同于参考规范测试,参考标准测试没有将个体的成绩与团体的成绩作比较。通常,参考标准测试的目的是确定被测者是否掌握了预定的知识内容。一旦测试分数是达到或超过分数线,被测者就可以进行下一个内容的学习。通常来说,测试项目的难度介于30%~70%能够反映被测者的理解情况。根据被测者对概念的错误理解,测试设计者设置了错误的或者不相关的选项作为干扰。这些干扰选项可以帮助研究者和教育者了解可能干扰学习过程的学生想法、曲解点、教师诱导性混淆点以及概念本身的缺陷。

参与性观察(Participatory Observation)

是指研究者直接参加到所观察的对象的群体和活动中去,不暴露研究者真正的身份,在参与活动中进行隐蔽性研究观察。

测量偏倚(Detection Bias)

是指对研究所需指标或数据进行测定或测量时产生的偏差。所用仪器、设备、试剂等不符合要求,均可导致测量不正确。

测量误差(Measurement Error)

指测量值(Measurement Value)与真值(True Value)之差。测量误差按其性质可分为系统误差和随机误差。在相同的研究条件下,对某一未知变量进行一系列测量,若测量误差的大小和符号保持不变,或改变条件时按照一定的规律变化,这种误差称为系统误差。系统误差是由固有的原因造成的,具有重现性和重复性,可以通过改进测量方法校正和避免。在相同的研究条件下,对某一未知变量进行一系列测量,如果误差的大小和符号没有明显的规律性,即从表面上看,误差的大小和符号均呈现偶然性,是不可避免的,这种误差称为随机误差。大多数情况下随机误差服从正态分布,通过求多次测量结果的平均值可以减小随机误差。

测量中心化(Measurement Centering)

如果在所观察的数据中某些解释变量没有实际的零值,则在多层统计分析中需要将解释变量进行某些数学转化,这个过程称为测量中心化。例如,在一个带有成年人年龄观察值的回归模型中,与零岁相对应的因变量值并无意义。要使截距变得有意义,必须通过中心化重新定义或转化年龄的测量值,如将样本中的每一个年龄测量值减去样本的平均年龄。通过测量中心化,具有样本平均年龄者的中心化年龄为0。这样,回归截距就代表样本中具有平均年龄者的结局测量相应的期望值。

测验实得分数(Observed Score)

实际测得的分数称为被试该特质的测验实得分数或观察分数。经典测验理论假定测验实得分数(X)与真分数(T)之间是一种线性关系,并只差一个随机误差(E),即 $X=T+E$。

层次结构(Hierarchical Structure)

是资料具有多层次或多水平结构,即非独立数据,不同的层次称为水平(Level)。例如,对社区为单位的整群抽样调查中,社区为第2水平单位(Level-2 unit),社区内的居民为第1水平单位(Level-1 unit)。对重复性测量资料来说,每个个体为第2水平单位,对个体的每次测量为第1水平单位。这里的层次或水平是研究设计中自然形成的,低水平单位嵌套在高水平单位内。在层次分析法中,将与决策有关的元素分解成目标、准则、方案等层次,形成多层次评价指标体系,一般层次分析结构可以分为三层:目标层、准则层和方案层。

层次结构分析(Hierarchical Cluster Analysis)

其基本思想是,在聚类分析的开始,每个样本自成一类;然后,按照某种方法度量所有样本之间的亲疏程度,并把其中最亲密或称最相似的样本首先聚成一小类;接下来,度量剩余的样本和小类之间的亲疏程度,并将当前最亲密的样本或小类再聚成一类;再接下来,再度量剩余下的样本和小类(或小类和小类)间的亲疏程度,并将当前最亲密的样本或小类再聚成一类;如此反复,直到所有的样本分别聚成一类为止。

由此可见,层次聚类方法中,度量数据之间的亲疏程度是极为关键的。层次聚类分析的结果是凝聚状态表(Agglomeration Schedule)、冰柱图(Vertical Icicle)和树形图(Dendrogram)。连续变量的样本距离测度方法有欧氏距离(Euclidean Distance)、欧氏距离平方(Squared Euclidean Distance)、Cheby Chev 距离、Block 距离、Minkowski 距离、Customized 距离等;顺序或名义变量的样本亲疏测度方法有卡方距离(Chi-square Measure)和 Phi 方距离(Phi-square Measure)。利用欧氏距离平方,其基本公式如下。

$$d(f_i, f_i') = \sum_{j=1}^{m}(f_{ij} - f_{ij}')^2$$

样本数据与小类、小类与小类间亲疏程度的度量方法有最短距离法(Nearest Neighbor)、最长距离法(Furthest Neighbor)、组间平均链锁法(Between 2 Groups Linkage)、组内平均链锁法(Within 2 Groups Linkage)、重心法(Centroid Clustering)、离差平方和法(Wardps Method)。

产出评价(Outcome Evaluation)

亦称作效果评价。是指通过详细的数据分析,评估项目整体或部分完成目标的程度。评价结果通常与项目活动直接相关,并通过比较目标人群的不同样本结果进行验证。

长期趋势(Secular Trend/Secular Change)

也称长期变动或长期变异,是指在一个比较长的时间内,通常为几年或几十年,疾病的临床特征、分布状态、流行强度等方面所发生的变化,如有些疾病可表现出经过几年或几十年的持续发病上升或下降的趋势。

场地笔记(Field Notes)

又称田野笔记,是人种学研究中对各项事务和思考进行自我管理的过程和记录,从研究方法或技术意义上讲,核心是全面采集素材,并最终酝酿一个系统的编码簿,此为写作的灵魂。田野笔记的过程其实与"素材分析、编码、诠释"过程有一定重合。

场景变量(Contextual Variables)

在多层模型分析中,在组水平上测量的变量称为场景变量。场景变量可以是样本内各个体特征的简单聚合(这种场景变量称为聚集信息,如个体水平变量的组内平均值或组内某些个体的百分比),也可以是群组水平的特征。例如在关于学生在校表现的研究中,场景变量可以为聚集测量(如学生的性别、平均入学成绩)和学校特征测量(如学校在其所在地区的排名、教师的教学经验等)。

超额危险度(Excess Risk)

亦称归因危险度,是指暴露于某危险因素的人群与未暴露人群危险度(如发病率)的差,通常用来表示危险特异地归因于暴露因素的程度。

巢式病例对照研究(Nested Case-control Study)

它是将传统的病例对照研究和队列研究的一些要素进行组合后形成的一种研究方法,即在对一个事先确定好的队列进行随访观察的基础上,再应用病例对照研究(主要是匹配病例对照研究)的设计思路进行研究分析。

成本复杂度(Cost-complexity)

成本是商品经济的价值范畴,是商品价值的组成部分。人们要进行生产经营活动或达到一定的目的,就必须耗费一定的资源,其所费资源的货币表现及其对象化称之为成本。并且随着商品经济的不断发展,成本概念的内涵和外延都处于不断地变化发展之中。复杂度的概念首先是由 Kolmgorov 提出来的。简明说就是一件事物的复杂性可以用描写这事物所用的计算机语言的长度来衡量。一般认为描述一件事物的计算机语言的长度越长,该事物就越复杂。20 世纪 70 年代 Lemple 等在信息理论的研究中对随机序列复杂性给出了定义,认为复杂性反映了一个时间序列随其长度的增加出现新模式的速率,表现了序列接近随机的程度。80 年代末期 Kasper 等对随机序列 Lem-Ziv 意义下的复杂度进行了研究,提出了随机序列复杂性测度的具体算法。这套算法得到的复杂性测度被称为 Kc 复杂度,并且指出此算法比 Lyapunov 指数优越。由于复杂度分析方法对序列的长度要求不严格,因此在信号处理领域应用较广。

成本效果分析(Cost Effectiveness Analysis,CEA)

是目前应用最广泛的药物经济学方法之一。CEA 方法是以特定的临床治疗目的(如生理参数、功能状态、增寿年限等)为衡量指标,计算不同方案或疗法的每单位治疗效果所用的成本。CEA 的结果不用货币单位来表示,而通常使用健康结果或临床治疗指标,如抢救患者数、治愈率、延长的生命年、血压降低值等指标的变化。

成本效益分析(Cost Benefit Analysis,CBA)

是通过比较项目的全部成本和效益来评估项目价值的一种方法,成本效益分析作为一种经济决策方法,将成本费用分析法运用于政府部门的计划决策之中,以寻求在投资决策上如何以最小的成本获得最大的收益。常用于评估需要量化社会效益的公共事业项目的价值。非公共行业的管理者也可采用这种方法对某一大型项目的无形收益(Soft Benefits)进行分析。在该方法中,某一项目或决策的所有成本和收益都将被一一列出,并进行量化。

成本效用分析(Cost Utility Analysis,CUA)

把成本同工程项目的效用进行对比,叫作成本效用分析。成本效用高低,是通过成本,效用量的公式来衡量的,它反映了单位效用量所支付的成本代价。当不同投资方案的成本相等时,以效用量高的方案为优;当不同投资方案的效用量相等时,以成本低的方案为优。

成组匹配(Category Matching)

亦称频数匹配,指匹配因素所占的比例,在对照组与在病例组一致。如病例组中男女各半,65 岁以上者占 1/3,则对照组中也如此。

乘数法(Multiplier Method)

在规定时期内,以接触一定机构或单位的目标人群的全部记录数(r),乘以同时期该人群中自称接触过这些机构或单位的比例的倒数,及乘数(m),从而获得目标人群基数(N)估计的一种方法。其计算公式为:
$$N = r \times m$$
乘数 $m=1/p$,$p=c/n$,p 为调查样本中同一时期该人群中自称接触过这些机构或单位者的比例,c 为调查样本中自称接触过这些机构或单位的人数,n 为调查样本数。

重测信度(Test-retest Reliability)

反映了测量工具在不同测验时间上的稳定性,故又称稳定性系数。假定短时间内一批对象的状况并没有改变,对每个对象用同一个测量工具先后测验两次,两次测验得分的相关系数就称为重测信度。重测信度是用皮尔逊积差相关公式计算的:

$$r_{XX} = \frac{\dfrac{\sum_i X_{1i} X_{2i}}{n} - \bar{X}_1 \bar{X}_2}{S_1 S_2}$$

式中 X_1, X_2 为同一答卷者两次测验得分,$\bar{X}_1$, $\bar{X}_2$ 为同一测量工具两次测验的平均分,S_1, S_2 是同一测量工具两次测验得分的标准差,n 是参与该次测验的答卷者数量。重测信度可以作为预测答卷者将来行为表现的依据,是一种外在信度。重测信度存在着局限性,测量工具前后两次测验结果易受答卷者练习和记忆的影响,两次测验的间隔时间也会影响重测信度。间隔时间长,答卷者因受环境影响而发生变化,其对第二次测验结果将产生影响;如果间隔时间短,则答卷者对第一次测验的记忆会对第二次测验产生影响。

重复(Replication)

通常有三层含义,分别是重复实验、重复测量和重复取样。重复实验是指在相同的实验条件下,进行两次或两次以上独立的实验,目的是降低以个体差异为主的各种实验误差。重复测量是指受试对象接受某种处理后,在不同时间点或对称的不同部位上被重复观测某定量指标的数值大小,目的是观测定量指标随时间推移的动态变化趋势或部位改变条件下定量指标的分布情况。重复取样就是在同一个时间点从同一受试对象身上或同一个样品中取得多个标本,目的是看各标本中某定量观测指标值的分布是否均匀或检测方法是否具有重现性。

重复变量(Repeat Variable)

Epidata 的核查文件中通过 repeat 命令设置重复变量。设置为重复变量的变量值,在下一新增的记录中,程序会自动复制前一条记录的结果值作为到当前记录的默认录入值。

重复横断面调查(Repeated Cross-sectional Survey)

横断面调查时是指选择某一范围的人群在某一时点或在一个较短时间区间内收集资料,了解这一时点的疾病分布以及某些特征与疾病之间的关联。由于所收集的资料是调查当时所得到的现况资料,故又称现况研究或现况调查;又因横断面研究所用的指标主要是患病率,又称患病率调查。重复横断面调查是指对同一人群定期反复采用横断面调查的方法收集多次横断面资料。

重合轮廓(Coincident Profile)

检验两个总体的轮廓在平行的前提下是否为重合轮廓,即:$H_0: \sum \mu_{1i} = \sum \mu_{2i}$,$H_1: \sum \mu_{1i} \neq \sum \mu_{2i}$,检验方法用单变量 t 检验,计算的统计量为:

$$t = \frac{\left| \sum \bar{X}_{1i} - \sum \bar{X}_{2i} \right|}{\sqrt{(\frac{1}{n_1} + \frac{1}{n_2})(\sum \sum S_{ij})}}, \nu = n_1 + n_2 - 2, i = 1, 2, \cdots, m$$

其中,$\left| \sum \bar{X}_{1i} - \sum \bar{X}_{2i} \right|$ 为矩阵 $(\bar{X}_1 - \bar{X}_2)$ 中所有数值合计的绝对值,$\sum \sum S_{ij}$ 为合并协方差矩阵 S_c 中所有数值的合计。在轮廓分析中,需进行平行检验、相合检验、水平轮廓检验三个方面的假设检验。其中相合检验的目的是检验两个总体的轮廓在平行的前提下是否为重合轮廓,若不拒绝原假设,此时称两个总体为重合轮廓。

重新编码(Recode)

对原始变量的值进行一定的处理,并将之转换为利于统计分析的数码过程称为编码。如果根据分析目的和要求对已经编码后的数据再次进行编码的处理转换,则称为重新编码。在 Epidata 中该项功能允许改变数据库中所有记录的多个变量的数值。它是使用 RECODEBLOCK 命令块来完成的。实际操作时需要通过菜单工具中的 recode Data 来启动 RECODEBLOCK 命令块。

抽样(Sampling)

从研究总体中抽取部分有代表性的观察单位组成样本,其目的是根据样本的信息推断对应总体的特征,称为抽样。抽样分为概率抽样和非概率抽样。

抽样比(Sampling Fraction)

是指在抽选样本时,所抽取的样本单位数与总体单位数之比。

抽样单位(Sampling Unit)

构成抽样框的单元称为抽样单元,抽样单元不仅指构成抽样框的目录项,同时还表示该目录项所对应的实际总体中特定的一个或多个单元。实体抽样单元又称为样本单元或样本点。抽样单元不一定是组成总体的最小单位——基本单元。抽样单元可能包含一个或一些基本单元,最简单的情况是包含一个基本单位。在简单随机抽样中,抽样单元即为基本单元;而在整群抽样中,群即为抽样单元,而群可能包含相当多的基本单元。

抽样调查(Sample Survey)

从总体中随机抽取一定数量的观察单位组成样本,然后用样本信息来推断总体特征。实施抽样调查时应针对观察对象的不同特点采用不同的抽样方法。抽样调查比普查涉及的观察单位数少,因而节省人力、财力和时间,并可获得较为深入细致和精确的资料;有许多医学问题只能做抽样调查,如药物疗效观察。抽样调查在实际工作中应用最多,值得大力提倡和推广。

抽样分布(Sampling Distribution)

是指从一个总体中按照一定的样本容量抽出所有可能的样本,由这些样本所计算的统计量而形成的一种分布。

抽样误差(Sampling Error)

在抽样调查中,通常以样本数据计算统计量,并以统计量对总体的某个特征进行估计,这二者之间存在误差。因为依据样本数据计算的统计量的值随着抽样的不同而变化,即使观察完全正确,它和总体指标之间也往往存在差异,这种因抽样产生的样本与总体相应统计指标之间的差异称为抽样误差。通常使用标准误(Standard Error of Mean,SEM 或 SE)来反映样本均数与总体均数间的差异,说明均数抽样误差的大小,符号用 $\sigma_{\bar{X}}$ 表示。即从正态总体 $N(\mu,\sigma^2)$ 或偏态总体中,随机抽取样本量为 n 的样本,样本均数 $\bar{X}$ 的总体均数和总体标准差分别用 μ 和 σ 表示,则 $\sigma_{\bar{X}}$ 的计算公式为:

$$\sigma_{\bar{X}} = \frac{\sigma}{\sqrt{n}}$$

式中 σ 为总体标准差;n 为样本量;$\sigma_{\bar{X}}$ 为总体标准误。

抽样效度(Sampling Validity)

考虑的是所测量的范围是否为研究范畴或属性的合理样本。例如不同专家各自独立开展对糖尿病服务质量进行测量取得相同的结果,可以认为取得良好的抽样效度。

抽样总体(Sampled Population)

据研究目的而确定的同质观察单位的全体称为总体,更确切地说,它是同质的所有观察单位某种观察值的集合。总体与个体是共同定义的:总体是个体的集合,个体是构成对应总体的单元。假如我们要了解北京人拥有手机的情况,则全体北京人就是总体,而每个北京人就是个体。总体的定义必须是清晰的,应该包括时间和空间范围、计量单位等,例如上面的总体表述为"2020 年 12 月 31 日 0 时,在北京行政区划分内的 10~70 岁的常住居民"更为合理。应当注意的是,由于实际总体都是有限的、具体的总体,而抽样总是针对实际总体的,所以抽样中研究的总体与数理统计中总体的概念并不相同,后者面向无限总体,且通常不对总体的分布作任何假定(甚至在知道可能为何种分布时也是如此)。

出生队列(Birth Cohort)

将同一时期出生的人划归一组称为出生队列,可对其随访若干年,以观察死亡情况。这是死亡统计中很有用的一个资料。利用出生队列资料将疾病年龄分布和时间分布结合起来描述的一种方法称出生队列分析方法。该方法在评价疾病的年龄分布长期变化趋势及提供病因线索等方面具有很大意义。它可以明确地呈现致病因子与年龄的关系,有助于探明年龄、所处时代特点和暴露经历在疾病的频率变化中的作用。

初级资料调查(Primary Data Survey)

是根据研究目的,从原始来源搜集得来的第一手资料,如全国居民营养调查就属于初级资料调查。

串联试验(Serial Test)

或称系列试验,即全部筛检试验结果均为阳性者才定为阳性。该法可以提高特异度,但使灵敏度降低。例如筛检糖尿病时,先作尿糖检查,阳性者再查餐后2小时血糖,只有两者都阳性时才作为筛检阳性,以便进一步用糖耐量确诊。

次级资料调查(Secondary Data Survey)

是利用现有资料进行的研究。次级资料调查适宜于回答描述性问题,有时也可以回答规范性和因果联系的问题,凡是由政府公布的二手资料都可进行调查和分析。

脆弱模型(Frailty Model)

是比例风险模型的扩展,在生存分析的临床研究中,通常假设被研究的总体是同质的,这就意味着进入研究的所有个体在协变量一定的条件下原则上享有相同的风险(比如死亡风险、疾病发生风险等),但是在许多应用中,被研究的总体不能认为是同质的。例如,在很多场合,比如因为经费的限制或存在一些未知的协变量,人们不可能测得感兴趣事件的所有协变量,脆弱性方法的主旨在于解释由不可测的随机协变量所导致的异质性,在统计术语中,脆弱模型是一个对时间事件数据的随机影响模型,其随机影响性(亦称脆弱性)体现在对初始风险函数的一个乘积因子上。

脆弱模型可以分为两类,其中一类是单变量生存时间为结点的脆弱模型,另一类是多变量生存时间的脆弱模型。其中,单变量的情形,设(X,V)是一组非负的随机变量且每一个脆弱变量 v 的分布为 V,在 V=v 条件下总体随机变量 X 的分布是连续的且有如下条件风险率函数:

$$\lambda(t \mid v) = v\lambda_0(T), \quad t > 0$$

式中,为 $\lambda_0(t)$ 为独立于脆弱变量 v 的基准风险率函数。

脆弱性概念的引入便于解释随机影响、相关性和不可测的异质性(Heterogeneity),在其基本形式中,脆弱性是一个用来修正相关个体危险率函数的随机因子。

错分分析(Analysis of Misclassification)

即对错误分类情况进行分析,区分有差异错分和无差异错分。

错分误差(Misclassification Error)

是指在资料收集的过程中,由于收集到的信息不准确而造成研究对象分组(分类)错误或相关研究指标分组(分类)错误,最终影响研究结果的真实性。错分误差是一种系统误差,也称为错分偏倚。

错误分类偏倚(Misclassification Bias)

每项病症所用的客观诊断试验或测定仪器都有一定的灵敏度和特异度,而灵敏度和特异度都不可能是100%,于是就会产生一定的假阳性和假阴性错误,即误诊和漏诊。这就发生了错误分类,即本应是健康者,错将其分入了病例组。错误分类偏倚在病例对照研究和前瞻性研究中都可能发生。

打包(Parkage)

在数据录入过程中,有时会因某种原因删除记录。为数据安全,在 Epidata 数据库中删除数据记录时并没有真正的从.REC 数据库文件中删除,而仅仅是对该记录做了删除标记。为了永久地删除标记的记录,优化数据库,节约数据文件空间,可以使用菜单"工具""打包"来完成。为数据安全 Epidata 打包操作的同时会备份原始数据库。

代表性(Representativeness)

为确保样本对总体的代表性,在抽样方法方面要依据一些原则,包括:①以客观的方式选取抽样单位;②抽样单位易于定义和识别;③抽样单位间相互独立;④每个抽样单位在总体中只出现一次;⑤抽样单位不可相互替代;⑥整个抽样过程中抽样单位不变;⑦一旦抽中,该抽样单位就不能舍弃;⑧抽样过程应严谨无误、无偏;⑨抽样要符合整个研究设计的原则。

单纯病例研究(Case-case Study)

Piegorseh 等于 1994 年首先提出,也称病例病例研究,或病例系列研究(Case Series Study)。有些情况下,用来估计或检验效应的研究对象只有病例,例如,有时从理论上构想一个源人群的暴露分布,并且用这个分布代替观察的对照系列。遗传研究中常是这样,根据遗传的基本法则与某些假设相结合得到一个人群的或父母的特殊基因型分布,还可以不用对照来研究遗传和环境因素的联合效应(交互作用)。单纯病例研究是近年来被广泛应用于疾病病因研究中评价基因与环境交互作用的一种方法,该方法仅通过某一疾病患者群体来评价基因型与环境暴露的交互作用,但不能评价二者各自的主效应。

单纯前后研究设计(Simple Before and After Study)

每一个受试对象先后接受试验和对照两种不同措施进行研究,最后将两次先后观测的结果进行比较的设计方案。

单阶段抽样(Single Phase Sampling)

就是从总体中通过一次抽样过程就产生一个确定的样本,这种类型的抽样方式可称为单阶段抽样或初阶段抽样。

单盲(Single Blind)

是指在实验流行病学研究中,只有研究者了解分组情况,研究对象不知道自己是试验组还是对照组。这种盲法的优点是研究者可以更好地观察了解研究对象,在必须时可以及时恰当地处理研究对象可能发生的意外问题,使研究对象的安全得到保障;缺点是避免不了研究者方面带来的主观偏倚,易造成试验组和对照组的处理不均衡。

单项筛检(Single Screening)

按筛检项目的多少分为单项筛检和多项筛检,单项筛检即用一种筛检试验检查某一疾病。如以儿童呼吸次数筛检可疑儿童肺炎。

德尔菲法(Delphi Technique)

也称专家调查法,是一种采用通讯方式分别将所需解决的问题单独发送到各个专家手中征询意见,然后回收汇总全部专家的意见,并整理出综合意见。随后将该综合意见和预测问题再分别反馈给专家,再次征询意见,各专家依据综合意见修改自己原有的意见,然后再汇总。这样多次反复,逐步取得比较一致的预测结果的决策方法。德尔菲法依据系统的程序,采用匿名发表意见的方式,即专家之间不得互相讨论,不发生横向联系,只能与调查人员发生关系,通过多轮次调查专家对问卷所提问题的看法,经过反复征询、归纳、修改,最后汇总成专家基本一致的看法,作为预测的结果。这种方法具有广泛的代表性,较为可靠。

德尔菲法的具体实施步骤:

(1)组成专家小组。按照课题所需要的知识范围,确定专家。专家人数的多少,可根据预测课题的大小和涉及面的宽窄而定,一般15~50人。

(2)向所有专家提出所要预测的问题及有关要求,并附上有关这个问题的所有背景材料,同时请专家提出还需要什么材料。然后,由专家做书面答复。

(3)各个专家根据他们所收到的材料,提出自己的预测意见,并说明自己是怎样利用这些材料并提出预测值的。

(4)将各位专家第一次判断意见汇总,列成图表,进行对比,再分发给各位专家,让专家比较自己同他人的不同意见,修改自己的意见和判断。也可以把各位专家的意见加以整理,或请身份更高的其他专家加以评论,然后把这些意见再分送给各位专家,以便他们参考后修改自己的意见。

(5)将所有专家的修改意见收集起来,汇总,再次分发给各位专家,以便做第二次修改。逐轮收集意见并为专家反馈信息是德尔菲法的主要环节。收集意见和信息反馈一般要经过3~4轮。在向专家进行反馈的时候,只给出各种意见,但并不说明发表各种意见的专家的具体姓名。这一过程重复进行,直到每一个专家不再改变自己的意见为止。

(6)对专家的意见进行综合统计分析。

等比量表(Ratio of Equality Scale)

是表示各类别之间的顺序关系成比率的量表,它有一个真正的零点,比如对身高、体重和收入等变量的测量,可进行加、减、乘、除计算和运用多种统计分析方法。

等级衡量法(Rating Scale)

一种按等级分类测量变量的方法,通常使用等级或者等距的测量刻度,如对访谈和自填问卷进行评分。

等距量表(Equidistance Scale)

又称差距量表,它不仅能表示顺序关系,还能测量各顺序位置之间的距离。例如,"请您用10分制对某某公司的薪酬满意度进行打分,1分表示很不满意,10分表示很满意"。得分6分和5分之差和4分与3分之差是相同的,但应注意的是,不能说6是3的2倍,是因为等距量表上没有一个真正的零点。这种量表在自然现象中用得较多,在产品的评价、主观打分时也可应用。量表分析可进行相加和相减计算,但不能相互做乘除计算。分析时常用平均数、标准差、方差分析、回归分析、因子分析和聚类分析等。

等值性信度(Equivalence Reliability)

参见"复本信度"。

地方性(Endemic)

由于自然因素或社会因素的影响,某些疾病经常存在于某一个地区或只在一定范围人群中发生,而不需自外地输入时称为地方性。一般可有三种类型:统计地方性、自然地方性、自然疫源性。

典型案例抽样(Typical Case Sampling)

抽取的案例能代表普遍的现象或一般的现象,案例往往是发生在社区中的平凡的人平凡的事。

典型调查(Typical Survey)

即在对事物作全面分析的基础上,有目的地选定典型的人、典型的单位进行调查。如调查一个或几个卫生先进或后进单位,用以总结经验教训;调查个别典型患者,研究其病理损害;调查某个计划生育先进县,可总结该县计划生育的经验教训,以便推广到其他地区等。因为典型常是同类事物特征的集中表现,抓住典型,有利于对事物特征做深入的了解。典型调查还可与普查结合,分别从广度和深度说明问题。由于典型调查没有遵循随机抽样的原则,不能用于估计总体参数,但在一定条件下,根据专业知识,选定一些典型,可对总体特征作经验推论,但这不属于统计推断的范畴。

电话采访(Telephone Interview)

是访员按照电话号码簿上刊载电话用户资料,采用随机抽取样本方式,抽出潜在受访户,再打电话进行问卷访问的一种市场调查方式。由于用途广泛且时间经济,使用非常普遍,这种访谈最适用于题目少,且内容较为简单的问卷调查,由于不易获得受访者的合作,通常不能询问较为复杂的内容。优点主要为调查时间和费用均较经济、问卷回收快速、访问样本对象广泛、访问成功机会较大;缺点主要是样本代表性可能不好、获得意见较有限、受访者易有抗拒心理。电话访问成功关键在于样本抽样要先依区域分层再采取系统随机抽样,注意访问时机、训练访员访问技巧、再辅以其他访问方式进行。

调查方式(Survey Method)

是指收集原始资料的方式,主要有两种,直接观察法和采访法,可以结合使用。

调查目的(Purpose)

明确调查中要解决哪些问题,应取得什么资料,这些资料有何用途等,根据研究需要明确调查目的。各项调查具体目的大致可分为两种:一是了解情况,如某地居民某种慢性病的患病率、环境中某有害物质的平均浓度等,用以说明研究对象的特征;二是研究变量间的相关联系,用以探索病因。如某病发病与特殊生活习惯的关系、环境污染与健康的关系等。这些都需要通过具体指标来说明,调查目的要通过具体的调查指标来体现。调查目的是选取分析指标的依据。

调查问卷(Questionnaire)

简称问卷,又称调查表。研究者根据一定的研究目的,将调查项目转换成一系列的问题,再印制成统一的调查表格,这种调查表即叫作问卷。

调查项目(Item)

是统计调查的具体内容,它是由调查对象的性质、调查目的和任务所决定的,包括调查单位所需登记的标志及其他有关情况。

调查研究报告概述(Comprehensive Survey and Research Report)

是调查完成后,根据调查研究成果写出的用于正确反映客观事物及其规律的书面报告,用以反映重大事件、新生事物、突出典型、重要经验和严重问题,是调查研究最终成果的总结,起到了由感性认识上升到理性认识,揭示事物本质的作用。一份好的调查研究报告能对事物今后的发展提供有效的导向作用,对有关人员了解情况、分析问题、制订决策和编制计划,以及控制、协调、监督等方面起到积极的作用。

调查员(Interviewer)

是社会调查中以交谈方式搜集资料的一种角色,又称采访者或访谈调查员。

调查员变异(Interviewer Variability)

在现场调查中,因调查员和调查对象双方复杂的心理活动与社会关系,不同调查员对相同调查对象调查相同问题,可能得到不相同的回答,这种现象成为"调查员变异"。研究者在调查前通过事先对调查员的培训、统一标准等来避免或者尽量减少调查员间的变异。

调查指标(Survey Indicator)

研究人员根据调查目的选择和制定的,借以衡量或指示某一抽象概念的数量指标和分类指标。

定量方法(Quantitative Method)

亦称量的研究、定量研究、量的研究方法,是通过对事物可以量化部分的测量和分析,检验研究者关于该事物的某些理论假设的研究方法。定量研究有一套完备的技术,包括抽样、资料收集和数据统计方法等。

定量评价(Quantitative Evaluation)

通过对照某些标准判断观测结果,并赋予这些结果一定意义和价值的过程称为评价。复杂系统常同时受到多种因素的影响,依据多个指标对复杂系统进行全面评价的方法称为综合评价。综合评价按照评价手段分为定性评价和定量评价,其中采用定量方法进行综合评价称为定量评价。

定量研究(Quantitative Research)

是指确定事物某方面量的规定性的科学研究,即将问题与现象用数量表示,进而去分析、考验、解释,从而获得有意义的结论的研究方法和过程。定量是指以数字化符号为基础的测量。定量研究通过对研究对象的特征按某种标准作量的比较来测定该对象特征数值,或求出某些因素间量的变化规律。由于是对事物及其运动量的属性的研究,故名定量研究。

定群调查(Panel Survey (Study))

参见"纵向研究"。

定性调查(Qualitative Research)

是指采用非量化标准和技术进行调查研究的方法。访谈(Interview)和观察(Observation)是常用的两种方法。访谈,是以口头提问的方式收集信息。观察,是以视觉搜集信息。

定性方法(Qualitative Method)

亦称定性研究、质的研究方法,是一种形成性研究,它是获得人们设想、感受等方面的较深层次反应信息的一种特殊技术,其目的是了解目标人群对某事物的态度、信念、动机和行为等。

定性评价(Qualitative Evaluation)

依据相关标准判断所观测的结果并赋予其一定意义和价值的过程称为评价。采用定性的方法进行综合评价的方法称为定性评价。

定性研究(Qualitative Research Method)

是一组跨学科、跨专业、跨领域、跨主题的研究方法,由一组复杂的、相互关联的术语、概念和假设等组成,即由访问、观察、案例研究等多种方法组成,原始资料包括场地笔记、访谈记录、对话、照片、录音和备忘录等,侧重于用语言文字描述、阐述以及探索事件、现象和问题。它目的在于描述、解释事物、事件、现象、人物并更好地理解所研究问题的研究方法。

定义问卷文件(Questionnaire Definition)

EpiData采用问卷文件来进行数据库数据结构和用户输入界面定义,该类型的文件扩展名是.QES,为标准文本文件形式(ASCII文件)。在该文件中确定了对应调查问卷项目在计算机系统中的存贮识别标志(变量名)、数据类型和数据精度;各个字段在该文件中的布局、出现顺序和形式决定了用户输入界面的输入布局、顺序和形式。该文件可以使用任意标准文本文件编写软件(比如Windows系统的记事本)进行编写。但一般使用EpiData软件内部的文本编写器来完成编写。

问卷文件的基本结构和内容由两部分信息构成:

(1)字段定义信息:通过特殊字符组合形式定义数据库结构和字段名字,这些特殊字符所在的位置和顺序在用户输入时成为用户输入数据的数据输入位置和输入顺序,它们同时也确定了数据的输入形式。一般地,一个字段对应于问卷表的一个问题项目。

EpiData的字段名和命名:为区分和使用各个字段,必须给各字段命名,而且在同一数据库内的各个字段名必须唯一。EpiData按下列原则进行字段命名:①名字长度必须在1~10个字符之间;②名字中可以采用的字符必须是英文字母、数字和下划线等三种字符或者其组合;③名字的首字符不能是数字;④EpiData软件内部并不区分字段名内英文字母的大小写,其内部始终按大写英文字母处理,但软件在显示数据时维持输入时的字母形式。字段名的命名原则可以通过 Epidata 的选项来进行控制,通过设定字段命名方法确定系统采用自动命名方式还是明确命名方式来定义字段名字。

EpiData 的字段类型参见"变量类型"。

(2)输入提示信息:非字段定义信息即为输入提示信息,这些信息在用户输入界面原样显示(即输入什么内容则显示什么内容)。

动机访谈法(Motivational Interviewing)

是以病人为中心,通过发掘和解决矛盾心理提高病人自主动机的方法,适用于对治疗存在矛盾心理的病人。这种访谈方法认为病人确信他们具有达到某个具体目标的能力。

动态人群(Dynamic Population)

是指在已确定的队列研究中,原有队列成员可以不断退出,新的观察对象可以随时加入的研究对象全体。

动态图(Run Chart)

用图形表示一段时间内数据的变化情况,主要用于监测项目实施进展以及评价干预措施效果。

独立双录入(Double Entry)

对同一数据分两次独立录入称为独立双录入。该法可通过两次输入数据的一致性分析结果确定录入数据的准确性,是保证数据录入质量的方法。

队列(Cohort)

由一组满足特定条件的研究对象组成。流行病学中的队列通常有两种:出生队列,指特定时期内出生的一组人群;队列或暴露队列,泛指具有某种共同暴露或特征的一组人群。

队列寿命表(Cohort Life Table)

也称定群寿命表,反映某一特殊人群(队列)的死亡情况,通常通过一段时间的纵向随访获得数据。定群寿命表反映的是历史情况,不适宜反映当前人群健康状况。

队列效应(Cohort Effect)

是用来描述某个研究指标在选定具有共同的暴露时间或生活经历的人群中随时间推移的变化。

对称等距抽样(Symmetrical Systematic Sampling)

是等距抽样方法之一,其将对称的样本单位结对,等距离抽选若干对样本单位,设 N 为总体单位数,n 为样本单位数,k 为抽选距离($k=N/n$),随机数字 $r=1:k$,为随机起点,设 $u_1,u_2,\cdots,u_n$ 为各样本单位的位次,则抽样方法为:$u_1=r$,$u_2=2k-r$,$u_3=2k+r$,$u_4=4k-r$,$u_4=4k+r$,$\cdots$。当样本单位数 n 为偶数时,依次用 $2,4,6,\cdots$ 倍的 k 值加减 r 值直接计算各样本位次。如样本单位数 n 为奇数,则采用先抽中间再抽两边的办法,但要区别两种情况:①中间样本单位两边要抽取的样本单位数为偶数。$u_{(N+1)/2}$ 的位置在第 $(n+1)/2$ 段抽选距离的中点(即它是第 $3k-k/2$ 个样本单位),即全部总体单位居中者(第 $N/2$ 个总体单位);②中间样本单位两边要抽取样本单位数为奇数。$u_{(N+1)/2}$ 的位置在第 $(n+1)/2$ 段抽选距离的中点,即全部总体单位中的第 $N/2$ 个。

多次性访谈(Multiple Interviews)

又称为纵向访谈。是指通过多次跟踪访谈固定的研究对象,获取相关资料的方法。

多阶段抽样(Multi-stage Sampling)

也称多级抽样,是指分三个及以上阶段从总体中抽取样本的抽样。即先将总体分为若干初级抽样单位(Primary Sampling Unit),从中抽选若干个初级抽样单位;再将每个初级单位分为若干二级抽样单位(Secondary Sampling Unit),从中各抽取若干个二级抽样单位,以及在二级抽样单位中抽取三级抽样单位(Tertiary Sampling Unit),……,以此类推,直至从最后一级单位中抽取所要调查的基本单位。比如,为了调查某县人口的抽样,可以分为三段进行,首先以乡为抽样框,抽取一部分,然后在抽中的乡里面,以村为单位进行抽样,即抽出若干个,最后,再在抽取的村里面抽取一定的人口。整个过程中各阶段的抽样,则可以采取简单随机抽样或者分层抽样。

多水平模型(Multi-level Model)

又称随机效应模型,又被称为层次线性模型、混合效应模型、混合模型。是用于处理具有层次结构的数据或非独立数据的多元统计方法,是将Ⅱ型方差分析理论与多元统计分析相结合的新技术。

多项抽样(Multinational Sampling)

总体包含 N 个单元,对其进行放回抽样。设在每次抽样中,抽到第 i 个单位的概率为 $Z_i(i=1,2,\cdots,N)$, $\sum_{i=1}^{N}Z_i=1$;独立进行 n 次这种抽样,共抽到 n 个单位(有可能重复),则称这种不等概率抽样为多项抽样。

多项筛检(Multiple Screening)

用两种以上的筛检试验检查以明确诊断,称为多项筛检。多项筛查又可分为并联筛查和串联筛查。

多项选择法(Multiple Choice Method)

也称为多项式,是封闭式问题中最常见的形式。包括单选和多选题两种类型。

二代监测(Secondary Generation Surveillance)

在传统监测内容的基础上,增加行为学监测,主要是针对可以改变的行为危险因素进行监测。二代监测提供的信息更全面,从而可以更好地指导干预。

二阶段抽样(Two-stage Sampling)

其过程并非一次完成,而是先按一定方法抽取部分观察单位,然后在抽中的观察单位中再次抽取部分观察单位组成样本,这种抽样称为二阶段抽样。例如,要调查某县某病的感染率,第一阶段在该县的各个乡中随机抽取若干个乡,然后以此为基础在抽出的乡中进行第二阶段抽样。各随机抽取若干个村,把抽出的各村居民作为样本。此种抽样方法称为二阶段抽样。

二手资料(Secondary Data)

是指调查者按照原来的目的收集、整理的各种现存的资料,又称次级资料,如年鉴、报告、文件、期刊、文集、数据库、报表等。它与实地调查法、观察法等收集原始资料的方法是相互依存、相互补充的。

二相抽样(Two-phase Sampling)

又称双重抽样或二重抽样。是指分两次抽取样本的抽样方法。一般抽样方法是:先从总体的 N 个单位中抽取一个较大的初始样本,称为第一重(或相)样本(First Phase Sample),对之进行调查;通过一些简单项目获取有关总体的某些辅助信息,然后在此基础上进行第二重抽样(Second Phase Sampling),即从初始样本中抽取一个容量为 n 的子样本。第二重样本相对较小,但第二重抽样获得调查对象才是本次调查的主要对象。在实际运用中,双重抽样可以推广为多重抽样。

二项选择法(Dichotomous Choice Method)

也称二项式,是指问题答案仅有两种互为对立的选项可以选择,包括"是/否""有/无""同意/不同意""支持/反对""赞成/不赞成"等。

发表偏倚(Publication Bias)

由于作者、资助机构、同行评议以及杂志社编辑的倾向,存在统计学差异的阳性研究结果,比统计学上没有意义的阴性研究结果或者无效的研究结果更容易发表,是科学研究、系统综述特别是 Meta 分析出现偏倚的重要原因。实际应用中,常采用漏斗图大致判断是否存在发表偏倚。

发病密度(Incidence Density)

在队列研究中,以观察人时为分母计算发病率,即用人时为单位计算出的率,带有瞬时频率性质,称为发病密度。最常用的人时单位是人年,发病密度的量值变化范围是从零到无穷大。

发生率研究(Incidence Study)

又称队列研究、前瞻性研究、随访研究及纵向研究,是指将人群按照是否暴露于某可疑因素及其暴露程度分为不同的亚组,追踪其各自的结局,比较不同亚组之间结局频率的差异,从而判断暴露因子与结局之间有无因果关系及关联大小的一种观察性研究方法。

反馈式的聆听(Retroaction Listening)

在动机访谈法中强调接纳病人及其个人价值,咨询师在咨询过程中注意使用共情法,在听取病人叙述时及时确证病人话语含义,确保准确理解病人信息并表示共情,让病人感到自己被接纳、被承认,从而建立良好的咨访关系,让病人有归属感。

范围检查(Range Check)

录入变量(字段)的可以录入的数据值范围,一般应该对应于调查问卷答案的可能取值范围。Epidata 核查文件中使用 range 命令来完成。

方差成分(Variance Components)

调查问卷的效度常通过因子分析来评价,但该方法无法完成被试个体是否正确理解与如实地完成了问卷,以及问卷内容是否很好地反映了"被试个体"的测量特征等方面即个体效度(Individual Validity)的评价。方差成分模型通过分析资料中变异的来源与结构,可以评价每个个体完成量表的情况。在测量理论中,效度被定义为与测量目的有关的真正变异数(即有效变异)与总变异数之比(S_v^2/S_x^2,S_v^2 表示有效变异,S_x^2 表示总变异),见公式:

$$r_{xy}^2 = \frac{S_v^2}{S_v^2 + S_e^2}$$

式中 r_{xy}^2 表示测量的效度系数,S_v^2 表示有效变异,S_e^2 表示测量误差的变异,在评价问卷的结构效度时总分方差为各维度得分方差(S_v^2)与测量误差(S_e^2)之和。

不含任何自变量的两水平线性模型

$$Y_{ij} = \beta_0 X_{0ij} + u_{0j} + e_{ij}$$

其中 $X_{0ij}=1$，即方差成分模型，其中 i 表示水平二单位（维度），j 表示水平一单位（条目）。其随机效应值 $\sigma_{u_0}^2$ 与 $\sigma_{u_e}^2$ 可由极大似然法估计得到，通过随机效应估计值，可以计算出单位内相关系数（Intra-unit Correlation）的估计值，公式如下：

$$r = \frac{\sigma_{u_0}^2}{\sigma_{u_0}^2 + \sigma_{u_e}^2}, \quad 0 \leqslant r \leqslant 1$$

对比2个公式可以看出，$\sigma_{u_0}^2$ 等于问卷各维度的得分方差，$\sigma_{u_e}^2$ 为测量误差的方差。由于单位内相关系数反映了问卷中条目在各维度中的聚合性或相似性，即反映了"每份"问卷本身的结构特征，间接反映了个体效度的大小。

访谈法（Interview）

指调查者依据调查提纲与调查对象直接交谈、收集资料的方法。是一种广为使用的口头交流式的调查方法，能在短时期根据研究目的有针对性地收集所关注的信息。根据访谈标准化程度，可分为结构性访谈和无结构性访谈；根据访谈的人数，又可分为个人访谈与专题小组访谈。个人访谈主要有结构化、半结构化和深度个人访谈。结构化访谈是通过发放结构化问卷，答案为限定性的问题；半结构化访谈通常有一些核心的开放性问题；深度个人访谈结构较为松散，内容丰富，可围绕一至两个主题展开，其适用范围不是很广泛，调查主题复杂或很敏感（例如，艾滋病行为调查），或被访者地点分散以及伙伴压力等特殊情况，可能是唯一可用的研究方法。专题小组访谈源于精神病医生所用的群体疗法，一般由7～12人组成，在一名主持人的引导下对某一主题或观念进行小组深入讨论，搜集信息。

访问式调查表（Visiting Questionnaire）

根据研究目的，研究者事前明确调查内容，编制调查表。在调查过程中，由调查员将调查表中题目一一念给被访者，根据被访者的回答调查员填写调查表。

放回简单随机抽样（Simple Random Sampling with Replacement，SRSWOR）

也称重复抽样，其做法是每次从总体中随机抽取一个样本单位，经调查观测后,将该单位重新放回总体,然后再在总体中随机抽取下一个样本单位,总体中所有样本单位(N 个)被抽中的概率均为 $1/N$。

非概率抽样(Non-probability Sampling)

是一种非随机抽样方式,依据研究者的意愿、判断或方便程度等条件抽取调查对象。因其不遵循随机抽样中的等概率原则,抽样误差较大且误差无法估计,因此,样本的代表性难以保证,一般不用于推断总体。常见的非概率抽样方法包括:立意抽样、偶遇抽样、配额抽样、滚雪球抽样等。

非概率抽样调查(Non-probability Sampling Survey)

是采用非概率抽样方法抽取调查对象的调查研究方法。非概率抽样调查结果在一定程度上可用于说明总体的性质、特征,但因其不严格按随机抽样原则抽取样本,抽样误差无法确定,无法正确地说明样本统计量在多大程度上推断总体。

非随机对照试验报告规范(Transparent Reporting of Evaluations with Nonrandmized Designs,TREND)

为提高非随机对照试验报告质量,2003 年 7 月 24—25 日,美国疾病预防控制中心(CDC)HIV/AIDS 综合防治研究(PRS)小组在亚特兰大召开了 CDC 下属期刊编辑会议,达成共识,提出非随机对照研究报告规范,即 TREND 清单,包括题目、前言、方法、结果和讨论 5 个部分,共计 22 个条目。TREND 清单在使用时需注意,清单不作为发表论文的评价标准,而是为了改进同行评议出版物的数据报告质量,使研究实施过程和结果报告更为规范,以减少非随机设计干预试验可能遗失的做系统综述时所需要的关键信息,使多项研究间的信息易于整理和转化为可用于二次分析的信息。

非随机数据缺失(Missing Not at Random,MNAR)

当数据缺失与未观察到的协变量相关,或与结局测量本身未观察到的潜在值相关时,数据缺失称为非随机数据缺失。如,在生活质量评价研究中,某些研究对象在基线调查后可能由于个人特殊行为或疾病等因素,导致其在观察测量过程中较其他研究对象更容易失访,因而产生数据缺失。这样的数据缺失会与未观测到的结局测量相关,这种情况下产生的数据缺失便是非随机数据缺失。

分半法(Split-half Method)

实施问卷测验后,将测验工具中的题目一分为二。通常以奇数题和偶数题划分,而非前后分半,目的是避免顺序效应。分半法是计算分半信度的基础。参见"分半信度"。

分半信度(Split-half Reliability)

也称折半信度,其计算方法是将测量工具的题目分成对等的两半,分别求出其各自总分,计算两部分总分的相关系数(r)。由于对测量工具题目进行分半会造成对整个测量工具信度的低估,为此利用斯皮尔曼—布朗(Spearman-Brown)公式校正,计算整个测量工具的分半信度(R):

$$R = \frac{2r}{1+r}$$

一般 R 大于 0.7。使用分半信度时应注意:一是测量工具题目所测的应是同一种特质;二是两半题目应是等值的。分半信度的优点是:第一,在一个时间点上对被试者进行测量,不受记忆效应影响,避免了重复测量法中易出现的误差项间相关性;第二,分半信度比较经济和简便。但是,分半信度法也存在不足,由于分半方法主观,采用不同分半方法可能所得分半信度不等。

分别比估计(Separate Ratio Estimator)

将比率估计的思想和技术用于分层随机样本时,对每层样本分别考虑比估计量,然后对各层的比估计量进行加权平均,此时所得到的估计量称为分别比估计。

分别回归估计(Separate Regression Estimator)

将回归估计的思想与技术用于分层随机样本时,对每层样本分别考虑回归估计量,然后对各层的回归估计量进行加权平均,此时所得的估计量称为分别回归估计。

分层抽样(Stratified Sampling)

将总体按某种特征或属性分为若干类别或层次,再按照一定比例在各个子类别或层次中随机抽取研究对象,合并成样本的抽样方法。如,为计算某地学生近视患病率,可将该地学校按大学、中学、小学进行分层,在各层中随机抽样,将从各层中抽取的学生合并构成研究所需样本。

分层分析(Stratification Analysis)

将资料按某个(些)需要控制的变量的不同分类进行分层,估计某暴露因子与某疾病之间关系的一种分析方法。分层分析可在一定程度上控制混杂因素对研究结果的影响。如,在疾病影响因素分析中,在样本量足够大的前提下,可按照性别进行分层分析。

分层有目的抽样(Stratified Purposeful Sampling)

根据研究目的、研究者关注点,将研究群体分为不同亚群,每个亚群抽取一定数量的研究对象组成样本。这种抽样方法有利于不同亚群的比较。

分段发展模型(Piecewise Growth Model)

也称链接模型,是指在拟合非线性的结局测量变化时,可以将结局测量变化的曲线趋势分成数个直线段,每个直线段分别对应一个时间段,具有各自的斜率,并通过固定的时间点连接起来。分段发展模型适用于下述情况:①结局测量变化的非线性趋势找不到合适的时间多项式来拟合。如,结局均数在某一时间段快速增长(或下降),随后,缓慢增长(或下降);②研究者关注的重点是比较两个或更多不同时间段的发生率,如干预或治疗前后。

分隔格式(Delimited Format)

是分隔文件格式(Delimited File Format)的简称,是标准文本文件格式(ASCII编码)。一般地,文件内的一行对应于一个观察对象的所有结果值;所有观察对象的结果值录入顺序一致;且这些数据值之间以某个统一的分隔字符间隔。常用的分隔符是空格" "(ASCII码032)、逗号","(ASCII码044)、分号";"

(ASCII 码 059)、制表符(ASCII 码 009)等。

分析性抽样调查(Analytic Sampling Survey)

应用系统性分析理论从全部调查对象中抽选一部分单位进行调查,并据此对全部调查研究对象做出估计和推断的一种调查方法。

封闭群体(Closed Population)

在某区域内通过一段时间内对群体中个体的捕获、标记得到数据,据此对群体数量及相关参数进行统计估计。当研究时间相对较短时,个体的出生、死亡及迁移可以被忽略,此时称这个群体为封闭群体。

封闭型问卷(Closed Questionnaire)

即结构型问卷。问卷采用结构化设计,按照提问方式和顺序编排一定数目的问题,每个问题后面附备选回答选项,由研究对象根据自己的情况选择。封闭型问卷适用于大范围的调查或研究。其优点是:①问题的回答选项是标准化的;②问题的回答选项简单,被调查对象易于理解,做出选择回答,问卷应答率高;③调查问题明确简单,结果可信度高。缺点在于:①因事先设计了备选答案,限定了应答范围,使研究对象作答受限,不利于发现新问题;②易导致研究对象盲目回答,当研究对象不理解所列举的问题时,或所给答案不适合研究时,易造成盲目填写,产生偏倚。

封面信(Cover Letter)

一般在问卷的首页,简短说明问卷目的、意义、内容和要求,也称为问卷说明信。作用是消除被调查者的顾虑和紧张,希望得到研究对象的真诚合作,是取得调查对象信任和合作的一个重要途径。

符合率(Agreement/Consistency Rate)

又称一致率,是筛检试验判定结果与标准诊断结果一致的人数占总受检人数的比例,用于比较两种方法或两位研究者筛检诊断同一组研究对象,或同一研究者两次筛检诊断同一组研究对象的结果符合情况。

复本信度(Alternate Form Reliability)

又称等值性系数。是以两个等值但题目不同的测验(复本)来测量同一群体,然后求得被试者在两个测验得分的相关系数。复本通常是根据相同的设计要求,独立编制内容相似但题目不同的两个平行问卷。复本信度要考虑两个复本实施的时间间隔。

改良问卷调查法(Improved Questionnaire)

是指设计问卷时按照非敏感性问题、弱敏感性问题、敏感性问题顺序分类对问卷全部问题的编排和设置进行改良和修正,在一定程度上使敏感性问题"去敏感化";在调查过程中对敏感性问题,采用对象转移法或假定法间接地询问调查对象、附保证书或者保密协议、采用封闭式匿名自填方式、对完成问卷者予以奖励等方式保护被调查者。

概率抽样(Probability Sampling)

是按照概率论和数理统计原理,遵循随机原则,从调查研究总体抽选样本的抽样方法。要求:总体中每一个抽样单位被选的几率相同,并从数量上对总体的某些特征作出估计推断,对推断中可能出现的误差从概率意义上加以控制。

概率抽样调查(Probability Sampling Survey)

是采用概率抽样的方法对抽取对象进行调查的研究方法。概率抽样调查可以对总体的特征做出较精确的估计,科学设计的概率抽样调查结果可以重复获得。

甘特图(Gantt Charte)

以二维图示的方式,呈现活动列表的时间进度安排,直观地表示出任何特定项目的活动顺序与持续时间。通常横轴表示时间,纵轴表示活动(项目),线条表示在整个期间上计划和实际的活动完成情况,即可呈现任务计划时间安排,又可反映实际进展与计划完成对比。

干预措施(Intervention)

又称处理因素或实(试)验因素,简称干预或因素。是指在实(试)验研究中,根据研究目的人为施加给研究对象的某种措施或因素,是实(试)验研究的基本要素之一。干预措施可以使物理的、化学的、生物的,也可是社会、心理方面的。在一次实(试)验研究中根据涉及的处理因素数目多少,分为单因素和多因素,各因素所处的不同状态称为水平。依照因素数和水平数的不同,实(试)验研究分为单因素单水平、单因素多水平、多因素单水平、多因素多水平。在实(试)验研究中干预措施的施加要做到标准化,同时要注意控制非处理因素的干扰。

干预性研究(Intervention Study)

亦称实(试)验研究。是将来自同一总体的研究人群随机分为实(试)验组和对照组,研究者对实(试)验组研究对象施加某种干预措施后,随访并比较两组对象的结局变量总体差异性,以判断干预措施效果的一种前瞻性研究方法。

格式化采访(Formatting Interview)

即结构化调查、标准化调查。是调查研究中常用的定量研究方法,目的是保证每位被调查者按照相同的顺序回答相同的问题,以保证不同调查人群和不同调查时期的结果可以有效地汇总和比较。

个案追踪法(Individual Tracers)

亦称患者追踪、居民追踪、客户追踪。该研究方法是选择具有典型意义的当事人或典型案例进行追踪调查研究。可用于调查在被评审机构中接受过治疗、护理或服务的对象的实际经历或感受,用以评价调查活动,发现问题。如,评价者会选择接受复杂治疗或服务的患者进行追踪研究。

个人访谈(Individual Interview)

是指访谈者与受访者进行的一对一面对面交谈。通过访谈可达到人际沟通的最佳效果,收集准确全面信息,尤其适合敏感问题的调查。受访者有时被称为重要知情人。

个体患者资料 Meta 分析(Individual-patient Data MA/IPD MA)

是基于每个试验个体的数据。由于使用已发表的数据进行 Meta 分析时,有时可能发生错误或误导性;而 IPD 可以获得原始数据,并且允许更新后续信息(常用于生存分析的资料分析)。它比汇总数据更具有使用潜能和价值。出于这些原因,个体患者资料的 Meta 分析常常被认为是金标准。但是,有些时候开展个体患者资料的 Meta 分析比较困难,一方面资料难以获得,另一方面则是费用过于昂贵。

个体匹配(Individual Matching)

以病例和对照的个体为单位进行匹配叫个体匹配。1∶1 匹配又称配对(Pair Matching),1∶2,1∶3,…,1∶R(或 1∶M)匹配时,直接称为匹配。定性指标要求相同属性匹配,如性别匹配时,匹配的个体性别要一致;定量指标一般要求在一定范围内匹配。例如年龄匹配,病例为 50~59 岁组,则对照亦应为 50~59 岁组。在病例对照研究中采用匹配的目的,首先是提高研究效率,增加分析指标的精确度;其次是控制混杂因素的作用。匹配的特征或变量选择应注意:①必须是已知的混杂因子,或有充分的理由怀疑为混杂因子,否则不应匹配;②匹配的同时增加了选择对照的难度;③一旦对某个因素匹配,将不能再分析该因素与疾病的关系,也不能充分分析它与其他因素的交互作用;④把不必要的项目列入匹配,企图使病例与对照尽量一致,有可能徒然丢失信息,增加工作难度,反而降低了研究效率,这种情况称为匹配过头(Over-matching),应当注意避免;⑤一般除性别、年龄之外,对其他因素是否进行匹配,须持慎重态度,以防止匹配过头,徒增费用和难度。

工具变量(Instrumental Variable)

是与模型中解释变量高度相关,不与随机误差项相关的变量,用此变量代替解释变量构建相应回归模型的估计方法即称工具变量法。工具变量应满足以下条件:①与所替的随机解释变量高度相关;②与随机误差项和其他解释变量均不相关;③工具变量不能通过可观测或不可观察的途径与结局相关;④同一模型中需要引入多个工具变量时,这些工具变量之间不相关。

公共卫生监测(Public Health Surveillance)

是指长期、连续、系统地收集有关健康事件、卫生问题的资料,经过科学分析和解释后获得重要的公共卫生信息,并及时反馈给需要这些信息的人或机构,用以指导制定、完善和评价公共卫生干预措施与策略的过程。其目的是为决策者提供决策依据,并评价决策效果。公共卫生监测具有三个基本特征:

①连续且系统地收集与健康相关的资料,以便发现公共卫生问题的分布特征与变化趋势;②对所收集的原始资料,进行科学的整理、分析和解释,使其转化为有价值的、重要的公共卫生信息;③及时地将公共卫生信息反馈给有关部门和人员,并充分合理地利用,从而实现监测的最终目的。

功效评分法(Efficacy Coefficient Method)

功效系数是各评价指标的实际值占该指标允许变动范围的相对位置。运用功效系数进行综合评价时,先用功效系数对各指标进行无量纲同度量化转换,然后采用算数平均或几何平均的方法,对各项功效系数求总功效系数,作为测评对象的综合评价值。

构成比(Proportion)

指事物内部某一组成部分的观察单位数与该事物各组成部分的观察单位总数之比,说明某一事物内部各组成部分所占的比重或分布,常用百分数表示。

固定成本(Fixed Cost)

亦称固定费用,相对于变动成本,是指成本总额在一定时期和一定业务量范围内,不受业务量增减变动影响而能保持不变的成本。但固定成本总额只有在一定时期和一定业务量范围内才是固定的,所以固定成本的固定性是有条件的。如业务量的变动超过这个范围,固定成本就会发生变动。

固定队列(Fixed Cohort)

是指队列研究中人群都在某一固定时间或一个短时期之内进入队列,之后对他们进行随访观察,直至观察期终止,成员没有无故退出,也不再加入新的成员,即在观察期内保持队列的相对固定。

固定回应访谈(Fixed-response Interview)

是指访谈者按照统一要求和事先规定的内容依次向受访者提问,并要求受访者按规定回答。

固定效应(Fixed Effects)

水平模型中,反应变量可表达为固定部分与随机部分之和。以两水平模型为例,形如:

$$y_{ij} = (\beta_0 + \beta_1 x_{ij}) + (\mu_{oj} + e_{oij})$$

式中,所有的回归系数部分 β_0,β_1 称固定效应。

关键路径法(Critical Path Method)

是一种基于数学计算的项目计划管理方法,是网络图计划方法的一种,属于肯定型的网络图。关键路径法将项目分解成为多个独立的活动并确定每个活动的工期,然后用逻辑关系(结束－开始、结束－结束、开始－开始和开始－结束)将活动连接,从而能够计算项目的工期、各个活动时间特点(最早最晚时间、时差)等。在关键路径法的活动上加载资源后,还能够对项目的资源需求和分配进行分析。关键路径法是现代项目管理中最重要的一种分析工具。

根据绘制方法的不同,关键路径法可以分为两种,即箭线图(ADM)和前导图(PDM)。

箭线图法是一种利用箭线代表活动而在节点处将活动联系起来表示依赖关系的编制项目网络图的办法。

前导图法是一种利用节点代表活动,并利用表示依赖关系的箭线将节点联系起来的编制项目网络图的方法。

关键路径法主要包括的时间参数:

(1)最早开始时间(Early Start Earliest Start Time)由所有前置活动中最后一个最早结束时间确定。

(2)最早结束时间(Early Finish Earliest Finish Time)由活动的最早开始时间

加上其工期确定。

（3）最迟结束时间（Late Finish Latest Finish Time）指活动在不耽误整个项目结束时间的情况下能够最迟开始的时间。它等于所有紧后工作中最早的一个最晚开始时间。

（4）最迟开始时间（Late Start Latest Start Time）指活动在不耽误整个项目的结束时间的情况下能够最早开始的时间。它等于活动的最迟结束时间减去活动的工期。

（5）总时差（Total Float）指一项活动在不影响整体计划工期的情况下最大的浮动时间。

（6）自由时差（Free Float）指活动在不影响其紧后工作最早开始时间的情况下可以浮动的时间。

（7）最早节点时间（Early Earliest Event Occurrence Time）由其前置活动中最晚的最早结束时间确定。

（8）最迟节点时间（Late Latest Event Occurrence Time）由其后置活动中最早的最迟开始时间确定。

关联的强度（Strength Equation Modeling）

指疾病与暴露因素之间关联程度的大小，常用 OR 或 RR 值来描述。在扣除偏倚和随机误差的条件下，关联的强度可作为判别因果联系和建立病因假说的依据，关联强度越大说明存在因果关联的可能性也越大。

关联的一致性（Consistency of the Association）

指某因素与疾病之间的关联与该疾病已知的自然史或生物学原理相一致。

关系数据输入（Relational Data Entry Input Epidata）

同时输入两个以上有相互关系的数据表称为关系数据输入。一般情况下用于现场调查中的若干有关系的调查对象的不同调查表的录入。在 Epidata 中建立关系数据库的过程较为复杂，必须通过下面过程来实现：

首先必须指定一个主要的.REC 数据库文件作为主要的录入数据库，并在该文件的.CHK 核查文件中用 Key Unique 命令指定建立数据表关系的索引变量；

同时在相关的.REC文件的.CHK核查文件中也用Key命令指定相同的索引变量。

在主数据库的.CHK核查文件中使用RELATE命令将两个不同的数据库关联起来。在录入主(母)数据库时,当遇到RELATE命令,程序会自动进入另一个关联(子)数据库继续数据录入。命令形式是:RELATE 索引变量名 关联数据库文件名。如果在主数据库的.CHK核查文件中使用多个RELATE命令,那么就可以将多个数据库关联并进行数据录入。

观察法(Observational Survey)

是指系统地、详尽地观察研究对象在自然生活环境中的行为以及与周围的关系并加以记录。根据研究者在观察中参与的程度不同,观察性定性研究可分为两大类,一类为参与性的观察法,即研究者参与研究对象的活动过程中,其作为研究者的身份呈保密状态,其优点是不破坏和影响观察对象的原有结构和内部关系,因而能够获得有关较深层的结构和关系的材料。但由于研究者主观因素的影响,处理不当易影响观察的客观性。另一类为非参与式观察法,指研究者以"旁观者"的身份,或采取公开或秘密的方式进行的观察。它不要求研究人员站到与被观察对象相同的地位上,其结论通常比较客观。但非参与性观察易表面化,不易获得深层次的材料,研究对象可能由于意识到自己处于被观察和研究的状况,会有意或无意地改变日常的行为。观察法需要研究者进行有目的、系统地记录和分析,通过在事件发生过程中或发生后及时书写记录,或者采用现代化的录音录像设备来进行现场记录,研究中不仅要如实地记录发生的事件,还要记录自己当时的感受和反应。

观察偏倚(Observational Bias)

又称信息偏倚,指是在收集整理资料阶段由于观察和测量方法上有缺陷,使得对比组获得不同的信息而产生系统误差。

观察性研究报告规范(Strengthing the Reporting of Obvervation Studies in Epidemiology Specification for Observational Research Reports, STROBE)

是2004年由一个国际性合作小组共同起草,其主要目的是避免在报道流行病学观察性研究(病例对照研究、队列研究和横断面研究)时重要信息缺失、不全或含混等现象,提高报道质量而制定的研究报告规范,即 STROBE 清单,其核心内容是一个核对表,由 22 个条目组成,分属题名与摘要、引言、方法、结果、讨论、其他信息 6 个部分。对于非随机分组的观察性研究报告,统计表达规范主要依据 STROBE 声明。

观察终点(End Point)

指研究对象出现了预期的结果,达到了这个观察终点,就不再对该研究对象继续随访。这里强调的是出现预期结果,如观察的预期结果是冠心病,但某研究对象患了高血压,不应视为该研究对象已达到观察终点,而应继续当作研究对象进行追踪。如果某研究对象猝死于脑卒中,尽管已不能对其随访,但仍不作为到达终点对待,而应当看作是一种失访,在资料分析时作失访处理。一般情况下,观察终点是疾病或死亡,但也可是某些指标的变化,如血清抗体的出现、尿糖转阳及血脂升高等,根据研究的要求不同而不同。对观察终点的判断应在设计中订出明确的标准,规定明确的判断方法,这种规定自始至终不能改变,即使是实际医疗工作中已有所改变,但在本研究中也不能改变,以免造成疾病错分的误差。发现终点的方法要敏感、可靠、简单、易被接受。

归档数据(Document Data)

Epidata 中通过报表保存有关数据库及其录入变量的相关信息,并且做成相关文档并打印的过程。与数据库有关的信息包括:数据库名称、文件大小、最后修改的日期、变量数、记录数、是否有相应的核查文件等。与录入变量有关的信息包括:变量名、变量标签、变量类型、变量长度、应用的核查命令等。

归因危险度(Attributable Risk)

又叫特异危险度、率差和超额危险度,是暴露组发病率与对照组发病率相差的绝对值,它表示危险特异地归因于暴露因素的程度。

归因危险度百分比(Attributable Risk Proportion, AR%/Etiologic Fraction)

又称为病因分值,是指暴露人群中的发病或死亡归因于暴露的部分占全部发病或死亡的百分比。

$$AR\% = \frac{I_e - I_o}{I_e} \times 100\%$$

或

$$AR\% = \frac{RR - 1}{RR} \times 100\%$$

式中 I_e 和 I_o 分别代表暴露组和对照组的率。RR 表明暴露组发病或死亡的危险是对照组的多少倍。

滚雪球抽样(Snowball Sampling)

如同在雪地上滚雪球,雪球会越滚越大,当我们无法理解总体情况时,可以从找到的少数个体入手,让他们介绍其他更多符合条件的调查对象,如此反复,不断扩大调查面,直到达到所需的样本含量为止,它是一种非概率抽样方法。

过程评价(Process Evaluation)

亦称作实施评估(Implementation Evaluation),是指通过评估实施进展,分析核查项目整体或部分按照计划实施的程度,如是否覆盖目标人群。过程评价通常需要收集数据并进行详细描述,包括项目或服务的种类和级别、实施地点、人员安排、覆盖对象的社会人口学特征、覆盖社区以及部门间合作情况。过程评价能有效的帮助项目实施者确定需要的干预措施,并以此完善项目内容提高实施质量。

过度匹配(Over Matching)

把不必要的项目列入匹配,企图使病例与对照尽量一致,就可能徒然丢失信息,增加工作难度,结果反而降低了研究效率。

过度诊断偏倚(Over Diagnosis Bias)

是病程长短偏倚的一种极端形式。指用于筛检的病变临床意义不大,不会发展至临床期,也不会影响受检者的寿命。如果没有筛检就不会被诊断出来,可能会因为其他疾病死亡;但因为筛检,这些个体被发现、确诊患病、并被计入患者总体之中,导致经筛检发现的患者有较多的生存者或较长的平均生存期,而造成过度诊断偏倚。

合理值(Legal Value)

录入变量(字段)的可以录入的数据值,一般应该对应于调查问卷的相应项目的答案编号或者答案。Epidata 核查文件中使用 legal 命令完成。

核查(Check)

对一项工作的完成现状与预期或计划进行比较确认。

核心类属(Core Category)

以扎根理论分析访谈资料的三级编码阶段,在所有已发现的概念类属中经过系统的分析以后选择一个"核心类属",分析不断地集中到那些与核心类属相关的编码。核心类属与其他类属比较中一再被证明具有统领性,能够将绝大多数研究结果囊括在一个比较宽泛的理论范围之内。核心类属将其他类属串成一个整体,具有如下特征:核心类属必须在所有类属中占据中心位置,最有实力成为资料的核心;必须频繁地出现在资料中;应很容易与其他类属发生关联,这些关联不是强迫的,应是很快可以建立;实质性理论中核心类属很容易发展成为一个更具概括性的理论,在发展成为一个形式理论之前,要对资料仔细审查,尽可能多的在实质理论领域做出检测;随着核心类属被分析出来,理论便自然而然地往前发展出来,由于不断地对核心类属在维度、属性、条件、后果和策略等进行登录,因此其下属类属可能变得更为复杂。

横断面调查(Cross-sectional Study)

又称患病率调查,它是按照事先设计的要求,在某一时点或短时间内,通过普查、筛检、抽样调查的方法,对某一特定人群的某种疾病或健康状况以及有关因素进行调查,从而描述该疾病或健康状况的分布及其与相关因素的关系。因所收集的有关疾病或健康状态的资料都是调查当时的情况故也称为现况调查。之所以又称为横断面调查,是因为所获得的描述性资料是在某一时点或一个较短时间内收集到的,客观上反映了这一时点疾病的分布以及人群的某些特征与疾病之间的关系,好似时间上的一个横断面。如欲了解某年某人群的高血压患病情况就可以用横断面调查的方法。

互相对照(Mutual Control)

在实验流行病学研究中,如果同时研究几种药物或治疗方法时,可以不设专门的对照,分析结果时,各组之间互为对照,从中选出疗效最好的药物或疗法。

话语分析(Discourse Analysis)

会话发生在一种社会和文化背景之中,只有关注到会话与社会、文化背景之间的联系才能理解会话的意义。话语分析具有不同的分析风格,如语言学风格、本土方法论、社会构建论风格、福柯风格。

患病率调查(Prevalence Survey)

又称现况调查或横断面调查,参见"横断面调查"。

回顾性调查(Retrospective Survey)

参见"病例对照研究"。

回收率(Recovery Rate)

也称作回答率或应答率,指在调查研究中,做出回答的调查对象占所有调查对象的百分比,即调查者实际调查的样本数与计划调查的样本数之比。

回忆偏倚(Recalling Bias)

指研究对象在回忆以往发生的事情或经历时,由于在准确性和完整性上的差异所致的系统误差。回忆偏倚在病例对照研究中最常见。

混合成本(Mixed Cost)

介于固定成本和变动成本之间,是指总额随业务量呈非比例的变动。其兼具固定成本和变动成本两种不同性质,根据特有性质,又可分为半变动成本(Semi-variable Cost)、半固定成本(Semi-fixed Cost)、延期变动成本(Delayed-variable Cost)和曲线成本(Curve Cost)。

混合抽样技术（Mixing Sampling Strategies）

定性研究中的非概率抽样技术都不是单独使用的，每一个定性研究中都要运用多种抽样技术。多种抽样技术的混合使用，可以使研究者更全面地了解所感兴趣的问题，增加研究结果的可靠性。

混合型问卷（Mixed Questionnaire）

实际调查中的问卷一般既包含开放型问题，又包含封闭型问题，此类问卷称为混合型问卷。

混杂（Confounding）

是指在现场调查等研究中，由于一个或多个潜在的混杂因素的影响，掩盖或夸大了研究因素与研究疾病（事件）之间的联系，从而使两者之间的真正联系被错误地估计为系统误差。

混杂变量（Confounding Variable）

是指所研究因素与结果的联系被其他外部因素所混淆，这个外部因素就叫混杂变量。它是疾病的一个危险因子，又与所研究的因素有联系，它在暴露组与对照组的分布是不均衡的。在现场调查等研究中，性别、年龄是最常见的混杂因素。

混杂偏倚（Confouding Bias）

又称混杂，是指在现场调查等研究中，由于一个或多个潜在的混杂因素的影响，掩盖或夸大了研究因素与研究疾病（事件）之间的联系，从而使两者之间的真正联系被错误地估计为系统误差。如吸烟与肺癌关系的病例对照研究，如年龄在两组分布不均，可导致对吸烟与肺癌关系的错误估计。混杂偏倚的研究方法如下：

混杂偏倚的判断：是否存在混杂因素及混杂偏倚的方向与程度可通过比较研究因素与研究疾病的效应估计值（CRR 或 COR）及按可疑混杂因素分层后的效应估计值（ARR 或 AOR）予以判断。若分层前后的效应估计值有较大差别，说明可能存在混杂偏倚。

混杂偏倚的控制：混杂偏倚可以发生于研究的设计与分析阶段，在研究过程中需要通过科学严谨的设计、合理的统计分析与结果解释来识别并控制混杂因素对研究结果的影响。主要控制方法有：随机化分组、限制、匹配、分层分析、标准化与多因素分析等。

混杂因素（Confouding Factor）

当研究某个因素与某种疾病的关联时，由于某个既与疾病有制约关系，又与所研究的暴露因素有联系的外来因素的影响，掩盖或夸大了所研究的暴露因素与疾病的联系。这种现象或影响叫混杂或混杂偏倚，该外来因素叫混杂因素。

霍桑效应（Hawthorne Effect）

指在实验流行病学研究中，人们因为对研究中特别感兴趣和受关注的目标而改变了其行为的一种趋向，与他们接受的干预措施的特异性作用无关。

机会成本（Opportunity Cost）

又称为择一成本或替代性成本。是指利用一定的时间或资源生产一种商品时，失去利用这些资源生产其他最佳替代品的成本。利用机会成本的概念进行经济分析的前提条件为：资源是稀缺的；资源具有多种用途；资源已经得到充分利用；资源可以自由流动。

机会抽样（Opportunistic Sampling）

非概率抽样中的机会抽样要求充分利用新发现的线索，充分利用在设计阶段没有考虑到的新情况、新问题，而不像概率抽样那样在设计阶段就有一定规定。如进行母乳喂养定性研究时，与一位知情人进行交谈时，得知当地群众认为母乳有"淡奶""咸奶"之分，母乳如果是"咸奶"就不能让婴儿吃。发现这个新问题后，研究者要针对这个问题再抽取一定的例数，来证实和深入了解这种说法。

机会性筛检（Opportunistic Screening）

将日常性的医疗服务与目标疾病的患者筛检结合起来，在患者就医过程中，对具有高危因素的人群进行筛检。

机会一致性(Chance Agreement)

用于评价两个或多个观察者在评价或测量同一个事物过程中,仅由偶然几率造成的评价一致的概率。

基线(Baseline)

现场调查中,在研究对象选定之后,必须详细收集每个研究对象在研究开始时的基本情况,包括暴露的资料及个体的其他信息,调查基线信息开始的时间被称为基线。

基线调查(Baseline Survey)

现场调查中,在研究对象选定之后,必须详细收集每个研究对象在研究开始时的基本情况,包括暴露的资料及个体的其他信息,这些资料一般称为基线资料或基线信息。获取基线资料的方式一般有下列四种:①查阅医学、工厂、单位及个人健康保险的记录或档案;②访问研究对象或其他能够提供信息的人;③对研究对象进行体格检验和实验室检查;④环境调查与检测。

极端案例抽样法(Extreme Case Sampling)

从与研究目的有关的不寻常案例中获得有关的信息,比如在儿童呼吸道感染研究中,可以选择因呼吸困难感染而死亡的案例,了解是什么原因导致死亡,在计划免疫研究中,可以选择麻疹病例作为研究案例,了解导致免疫失败的原因。

即时性队列研究(Concurrent Cohort Study)

是队列研究的基本形式。研究对象的分组是根据研究对象现时的暴露状况而定的,此时研究的结局还没有出现,需要前瞻观察一段时间才能得到。这样的设计模式即被称为前瞻性或即时性队列研究。在即时性队列研究中,由于研究者可以直接获取关于暴露与结局的第一手资料,因而资料的偏倚较小,结果可信。其缺点是所需观察的人群样本很大,观察时间长、花费大,因而影响其可行性。

疾病因果关系(Disease Causation)

疾病的发生是多个病因共同作用的结果。经过分析流行病学的研究,发现某因素与某疾病有关联时,并不意味着两者之间一定具有因果关联,必须经过大量的流行病学推断,排除虚假关联和间接关联后,才能对疾病与因素之间的因果关联进行判断。而疾病的因果关系通常有以下几种联系方式:单因单果(一种因素仅可以引起一种疾病或结局)、单因多果(一个因素可以引起多种疾病或结局)、多因单果(多种因素引起一种疾病或结局)、多因多果(多种因素可以引起多种疾病或结局)。

集体访谈(Collective Interview)

是指调查者邀请若干被调查者,通过集体座谈的方式了解社会情况或研究社会问题的调查方法。集体访谈是一种了解情况快、工作效率高、经费投入少的调查方法,但对调查员组织会议能力的要求很高。另外,它也不适应调查某些涉及保密、隐私、敏感性的问题。

计算检查(Calculating Inspection)

即验算项目有无错误,如"死亡年月"减"出生年月"应符合"死亡实足年龄"。资料检查首先是调查员的自查和互查,再进行逐级检查验收。检查合格无缺失错误后,统一编号保存。

记录连接(Record Linkages)

把两个不同来源的资料连接起来,组成一个新的数据库,进行相关统计分析,以此获得更有价值的监测信息,这种分析技术称为记录连接。例如在出生资料中没有关于未来发病或死亡的记录,而在婴儿死亡资料中没有关于出生体重的记录,但把两个资料连接起来分析,可以获得不同出生体重婴儿的死亡率信息。

绩效评价(Achievement Evaluation)

绩效,即组织或个人为了达到某种目标而采取的各种行为的结果。绩效评价,即组织依照预先确定的标准和一定的评价程序,运用科学的评价方法,按照评价的内容和标准对评价对象的工作能力、工作业绩进行定期和不定期的考核和评价。

加密字段(Encrypted Field)

Epidata的文件都以标准文本(明文)文件形式存储,对于某些需要保护的敏感信息则可以选择加密字段。加密字段是一种特殊的字符型变量,该字段内容以可读的形式显示,但以密码形式保存在磁盘中。Epidata 加密字段采用 Rijndael AES 加密算法。使用加密字段后,必须设置密码,且该密码是唯一可以打开加密字段的钥匙。对于含有加密字段的文件操作,Epidata 会首先提示输入密码,只有输入了正确的密码,下一步操作才会继续。

加权 Kappa 系数(Weighted Kappa Coefficient)

是简单 Kappa 系数的推广,是对不同等级间的一致性进行了加权处理,即不同等级的权重是不同的。对于四格表资料来说,简单 Kappa 系数与加权的 Kappa 系数是相等的,对于一般的列联表资料,加权 Kappa 系数的计算公式为:

$$\text{Kappa} = \frac{p_{A(w)} - p_{e(w)}}{1 - p_{e(w)}}$$

Kappa 的权系数一般使用 Cicchetti-Allison 和 Fleiss-Cohen 两种权值类型,加权的 Kappa 系数大于简单 Kappa 系数。

家庭健康询问(Household Health Interview)

是卫生服务研究的重要手段,以家庭为抽样的基本单位,参与调查家庭的所有成员均接受询问调查。该调查是从家庭角度系统地研究疾病的发展模式及医疗保健情况,了解家庭的健康状态、医疗卫生服务需求及医疗卫生保健的数量和质量等。

假阴性(False Negative)

将一个对象预测为没有某种特定的性质或不属于某一个特定的类群,但实际上此对象具有这种性质或者属于这个类群。

间接成本(Indirect Cost)

是指与生产产品和服务难以形成直接量化关系的资源投入成本,主要包括固定资产折旧成本、管理费用和营销费用等,属于不可控费用。

间接访谈(Indirect Interview)

是指访谈者与被访谈者不直接见面,而是通过电话、书面问卷等工具向被访谈者进行的访谈。其中,电话访问最容易接触到受访者,联系、响应率比较高,也比较容易防弊,更可快速知道研究结果,尤其适用于与计算机联机处理资料的作业方式。

监测(Surveillance)

长期、连续地在一个地区范围内收集并分析疾病及其影响因素的动态,以判断疾病及其影响因素的发展趋势,并评价预防对策的效果或决定是否修改已制定的预防对策。监测地区可大可小,可以是一个地区或是全国,可以是长期也可以是短期,疾病可以是一种或多种,可以是传染病也可以是非传染病或其他(伤残或健康状态),既监测发生的疾病又监测已执行的措施。

监督(Monitoring)

即对现场或某一特定环节、过程进行监视、督促和管理,使其结果能达到预定的目标。

检查文件(Check File)

Epidata中在数据录入时实时进行数据检查的命令文件,该文件包含了所有变量(字段)逻辑检查命令集合。Epidata规定数据库文件的检查文件必须与数据库同名,而文件扩展名是.CHK。检查文件既可以利用Epidata的菜单创建和修改,也可以直接用文本编辑器编写。

检出症候偏倚(Detection Signal Bias)

某因素与研究疾病在病因学上无关,但由于该因素的存在导致了所研究疾病相关症状或体征的出现,使其及早就医,以致该人群比一般人群该病的检出率高,从而得出该因素与该疾病相关联的错误结论。由此所致的系统误差称为检出症候偏倚。

检验效能(Power of a Test)

称假设检验功效,用 $1-\beta$ 表示,其意义是,当所研究的总体与 H_0 确定有差别时,按照检验水准 α 能够发现它(拒绝 H_0)的概率。若 $1-\beta=0.90$,则意味着当

H_0 不成立时,理论上在 100 次抽样试验中,在 α 检验水准上有 90 次能拒绝 H_0。检验效能可用小数(或百分数)表示,一般取 0.99,0.95,0.90,0.80,0.50。检验效能低则会导致总体中存在的差异不能检验出来而出现假阴性结果。

检验一再检验方法(Test-retest Method)

在相同的条件下通过几次或多次相同的测试,从而验证结果可靠性或者评估测量误差。检验一再检验方法通常用于检测问卷等测量工具的可靠性。例如,在一定时间内对同样受试对象进行前后两次的问卷测试或者评分,从而评价使用该测量工具是否能够重复相同测试结果。

简单随机抽样(Simple Random Sampling)

适用于调查总体内单位不多的情况,是指从总体 N 个单位中任意抽取 n 个单位作为样本,使每个样本被抽中的概率相等的一种抽样方式。例如,在日常生活中,大家都有过购买彩票的经历。假如有 1 万张彩票,由 1 万人购买,其中特等奖 1 个,则购买者每人都有同等的机会(1/10000)获得特等奖,像这样保证总体中的每一个个体都有同等的机会被抽出来作为样本(中奖)的抽样方法,称为简单随机抽样。

建成环境(Built Environment)

指人为建设或改造的建筑物、场所、设施等,如城市规划与土地利用、道路、交通运输系统、公园、绿地、娱乐设施、住宅、工业和商业场所等。

健康工人效应(Healthy Worker Effect)

在职业暴露相关疾病的研究中,研究对象暴露于某可疑致病因素与否,与许多主、客观原因有关,其有可能直接或间接地影响研究对象对所研究疾病的易感程度,从而导致某因素与某疾病间的虚假联系。例如,当特定时间段对某有毒、有害物质与作业工人健康关系进行研究时,分析结果可能会发现暴露于该有毒、有害物质者研究疾病的发病率或死亡率并不比一般人群高,该物质暴露与研究疾病无关。此结果可能是健康工人效应所致的虚假现象。因为接触此类有毒、有害物质的工人,可能由于工作性质的需要,其本来的健康水平就比一般人群高,或对暴露毒物的耐受性比一般人群要强,因而表现出对某些疾病的易感性低。

交叉对照试验(Crossover Control)

即在试验过程中,将研究对象随机分为两组,在第一阶段,一组研究对象给予干预措施为试验组,另一组研究对象为对照组,干预措施结束后,两组交换实验,这样每个研究对象均兼做试验组和对照组成员,但这种对照必须有一个前提,即第一阶段的干预一定不能对第二阶段的干预效应有影响,这在许多实验中难以保证,因此这种对照的应用受到一定的限制。

交叉设计(Crossover Design)

是一种特殊的自身对照设计,是将自身比较和组间比较综合应用的一种设计方法。每个受试对象随机地在两个或多个不同试验阶段分别接受指定的处理。例如,在一项用于治疗哮喘的新药临床试验中,试验分组分别为新药组和安慰剂组。将每个受试者随机分配到两组中进行试验。经过一段洗脱期后,再将受试者交换分组进行试验。即一组患者在第一阶段服用新药,在第二阶段服用安慰剂;而第二组则相反,患者在第一阶段服用安慰剂,在第二阶段服用新药。交叉设计假定患者在两个阶段的病情相同,故适合慢性病研究,不适合研究有自愈倾向或病程较短的疾病。

交叉验证(Cross-validation)

在统计建模过程中,为了得到可靠稳定的模型及其参数估计,对原始数据(Dataset)进行分组,将一部分作为训练集(Train Set),另一部分作为验证集(Validation Set)。使用训练集数据对所有候选模型进行参数估计,使用验证集数据作为检验样本,计算预测均方误差,比较各个模型的预测均方误差,选择预测均方误差最小的拟合模型为最终模型。

交互作用(Interaction)

当某因素取不同水平可使另一因素的效应随之发生变化,即被试处理组之间或单元之间的平均数差异显著不同于因素的全部主效应。在医学和统计学上称这种现象为因素间的交互作用。

结构方程模型(Structural Equation Modeling)

是一种将因子分析模型和联立方程模型整合起来的方法,用于研究一系列变量之间的内在关系,它主要应用于心理组织能力的检验假设,现在此模型逐渐应用到更多的领域,如分析经济数据集、态度和行为测试的数据集、物理测量数据集等,用于建立、估计和检验因果关系模型。模型中既包含有可观测的显在变量,也可能包含无法直接观测的潜在变量。结构方程模型的基本动机是对一系列给定的响应变量,寻找数量较少且不相关的潜在因子来解释这些响应变量的内在关系,当这些潜在因子从响应变量提取出来以后,潜在因子之间再无相关性。

结构效度(Construct Validity)

是指测量结果体现出的某种结构与测量值之间的对应程度。即某项目内容的实际得分能解释某一特质的程度。

结构性访谈(Structured Interview)

也称标准化访谈或封闭式访谈,是指访问者根据事先设计好的有固定格式的提纲进行提问,按照相同的方式和顺序向受访者提出相同的问题,受访者从备选答案选择,实际上是一种封闭式的口头问卷。

结构性摘要(Structured Abstract)

是按论文的目的、方法、结果、结论的结构层次表述的。研究目的明确该研究、研制、调查等的前提、目的和任务;研究方法叙述研究所用的理论、原理、条件、对象、材料、手段和设备等,或是研究程序;结果简要概述研究所获得的结果、数据、效果、性能和被确定的关系等;结论是对研究结果的分析、比较、评价、总结或引申,或提出研究存在着的问题或不足,以及对今后研究提出建议等。

结果变量(Results Variable)

是指随访观察中将出现的预期结果事件作为观察的终点指标,即研究者希望追踪观察的事件。

结局(Outcomes)

随访观察中将出现的预期结果事件,即研究者希望追踪观察的事件。结局就是队列研究观察的自然终点,其确定应全面、具体、客观。结局不仅限于发病、死亡,也有健康状况和生命质量的变化;既可以是终极的结果(如发病或死亡),也可以是中间结局(如分子或血清的变化);结局变量既可以是定性的,也可以是定量的(如血清抗体的滴度、尿糖及血脂)等。

金标准(Gold Standard)

是指诊断目标疾病的标准方法,是当前临床医学界公认的诊断疾病的最准确可靠的方法。较常用的金标准有:活检、手术发现、微生物培养、尸检、特殊检查和影像诊断、临床综合判断,以及长期随访的结果。

金标准对照(Gold Standard Control)

指对照组采用金标准的方法。所谓"金标准"是指当前临床医学界所公认的诊断某病最为准确可靠的方法。亦即利用金标准能正确区分某人属"有病"还是"无病"。较为常用的金标准包括病理学诊断(组织活检和尸检)、外科手术发现、特殊的影像学诊断(如用冠状动脉造影术诊断冠心病等),以及目前尚无特异诊断方法而采用的国际公认的综合诊断标准(如诊断风湿热的 Johes 标准等)。有时用长期临床随访所获得的肯定诊断,也可作为金标准。在实验性研究中常用于某种新检验方法是否能代替传统方法的研究。

经验效度(Empirical Validity)

参见"效标效度"。

精确度/精度(Precision)

在相同条件下,对被测对象进行多次反复测量,测得值之间的一致(符合)程度。

净效应(Net Effects)

一个经济行为可能会产生正的效应和负的效应,净效应是两者相抵以后的效应,即正效应与负效应的代数和。

静态人群(Fixed Population)

监测过程中无人口迁出、迁入的人群称为静态人群。如果一个具有较多人口的地区中,仅有少量出生、死亡、迁出和迁入时,也可以视为静态人群。针对静态人群计算率时,可采用观察期的平均人口作为分母。

具体目标(Specific Objective)

指一些非常特定的目标,项目将通过已有的资源和具体的研究,在规定的时间框架内达到这些目标,即研究的结果。一个具体目标应表明项目将要得到什么成果,而这一成果应是能够被测量的,具体目标越明确,越容易计划和实施并实现这些目标的活动。确定具体目标的一些要点:①要明确将要做什么;②要明确项目的目标人群;③具体目标一定是能够被测量;④具体目标必须是切合实际的。

聚合效度(Convergent Validity)

是指运用不同测量方法测定同一特质所得结果的相似程度,即对同一特质的两种或多种测定方法间应有较高的相关性。也称收敛效度。

聚集性偏倚(Aggregation Bias)

在多层统计分析模型理论及其软件出现前,多层数据分析常在个体水平或群组水平上单独进行。在这种情况下,组水平的效应通常不支持个体水平的效应,反之亦然,这种现象称为聚集性偏倚。

决策分析(Decision Analysis)

一般指从若干可能的方案中通过决策分析技术,如期望值法或决策树法等,选择其一的决策过程的定量分析方法。主要应用于大气科学中的动力气象学等学科。

决策树(Decision Tree)

利用了概率论的原理,并且利用一种树形图作为分析工具。其基本原理是用决策点代表决策问题,用方案分枝代表可供选择的方案,用概率分枝代表方案可能出现的各种结果,经过对各种方案在各种结果条件下损益值的计算比较,为决策者提供决策依据。

决策树分析法是常用的风险分析决策方法。该方法是一种用树形图来描述各方案在未来收益的计算。比较以及选择的方法,其决策是以期望值为标准的。人们对未来可能会遇到好几种不同的情况。每种情况均有出现的可能,人们目前无法确知,但是可以根据以前的资料来推断各种自然状态出现的概率。在这样的条件下,人们计算的各种方案在未来的经济效果只能是考虑到各种自然状态出现的概率的期望值,与未来的实际收益不会完全相等。

如果一个决策树只在树的根部有一决策点,则称为单级决策;若一个决策不仅在树的根部有决策点,而且在树的中间也有决策点,则称为多级决策。

决策支持体系(Decision Support System,DSS)

辅助决策者通过数据、模型和知识,以人机交互方式进行半结构化或非结构化决策的计算机应用系统。它是管理信息系统(MIS)向更高一级发展而产生的先进信息管理系统。它为决策者提供分析问题、建立模型、模拟决策过程和方案的环境,调用各种信息资源和分析工具,帮助决策者提高决策水平和质量。

决策按其性质可分为3类:

(1)结构化决策是指对某一决策过程的环境及规则,能用确定的模型或语言描述,以适当的算法产生决策方案,并能从多种方案中选择最优解的决策。

(2)非结构化决策是指决策过程复杂,不可能用确定的模型和语言来描述其决策过程,更无所谓最优解的决策。

(3)半结构化决策是介于以上二者之间的决策,这类决策可以建立适当的算法产生决策方案,使决策方案中得到较优的解。

开放群体(Open Population)

与封闭群体相对而言,实际调查工作中,当动物的出生、死亡及迁移不能被忽略,此时称这个群体为开放群体。

开放式访谈(Open-ended Interview)

是指访谈者只按照一个粗线条式的访谈提纲而进行的访谈。有利于发挥访谈者和受访谈者的主动性、创造性;有利于拓宽、加深对问题的研究,灵活处理涉及中没有考虑到的新问题。

开放式分析(Open Analysis)

要求研究者尽量排除个人偏见和研究界的定见,以开放的心态将所有的材料按其本身所呈现的属性分类。

开放式问题(Open-ended Question)

指问卷中不设立备选答案而由调查对象根据自己的情况做自由回答的问题。开放式问题常用于年龄、出生日期、吸烟支数等一些不能明确限定答案尺度的问题,也可以用此类问卷收集调查对象对某件事的看法和观点等。

开放型问卷(Opened Questionnaire)

又称为无结构问卷,是指在问卷中只列举问题,不提供备选答案,研究对象根据自己的情况作自由回答。此类问卷适合于有深度的、调查人数较少的研究。其优点包括:①适合于探索性研究,由于调查者并未设计问题的答案,这样研究对象可自由做答,获得思路更为开阔的答案,不会因为提供答案而限制回答者的思维;②调查时的灵活性较大,回答者有较多的自我表现机会,并进行详细的说明和论证,使问卷设计者得到启发。

抗体阳转率(Antibody Positive Conversion Rate)

是指接种疫苗后抗体阳性人数占疫苗接种人数的比例。

可比性(Comparability)

进行数据资料比较或进行统计推断过程中,比较要在相同条件下进行。如观察对象在观察时间、地点、条件等方面对于要比较的因素没有差异,影响因素在比较各组的内部构成也要相同等。

可接受性(Acceptability)

是指问卷设计过程中应注意的原则。指设计的问卷应该适合能力不同的人使用,无须特别改动或修改。可接受性设计有四个特征:可识别性、可操作性、简单性和包容性。

可靠性(Reliability/Precision/Repeatability)

也称信度、精确度或可重复性。是指在相同条件下用某测量工具(如筛检试验)重复测量同一受试者时获得相同结果的稳定程度。

可靠性分析(Reliability Analysis)

又称为信度分析,是一种度量综合评价指标体系是否具有一定稳定性与可靠性的有效分析方法,可以从 4 个不同的角度来评价:①在相同条件下所得测量工具测验结果的一致程度;②不同研究者用同一种测量工具同时测验所得结果的一致程度;③同一研究者用同一种测量工具在不同时间内测验所得结果的一致程度;④同一答卷者在不同时间内对同一种测量工具测验的稳定程度。

克隆巴赫信度系数(Cronbach's Alpha)

是用于评价问卷的内部一致性的指标。α 系数取值在 0 到 1 之间,α 系数越高,问卷的内部一致性越好。通常 $\alpha<0.05$ 为低信度,$0.35<\alpha<0.70$ 为中信度,$\alpha>0.70$ 为高信度。Cronbach's α 系数不仅适用于两级记分的问卷,还适用于多级记分的问卷。克隆巴赫系数公式:

$$\alpha = (N/n-1)(1-\sum S_i / S_t)$$

其中 α 为信度系数,n 为测验题目数,S_i 为每题各被试得分的方差,S_t 为所有被试所得总分的方差。

客观检验法(Objective Test Method)

即采用非随机抽样的方法选取小样本,用问卷初稿进行调查,然后认真检查和分析调查的结果,从中发现问题和缺陷并警醒修改。调查和分析的内容包括:回收率、有效回收率、填答的内容和方法是否错误以及填答是否完整等。如果回收率低于 60%,说明问卷的设计有较大的问题,如果填答的内容错误多,答非所问,就要仔细检查问题的用语是否准确、清晰、含义是否明确、具体;如果填答方式错误较多,要检查问题形式是否过于复杂或指导语不明确等;如果是问卷中某几个问题普遍未做回答,要仔细分析原因,然后加以改进,对所发现的问题和缺陷进行修改和调整,使问卷更加完善。

客观障碍(Objective Obstacle)

指调查对象受自身能力、条件等方面的限制所形成的障碍。这些因素包括:阅读能力、理解能力、表达能力、记忆能力、计算能力等方面的限制。应尽可能只问原始的、简单的、调查对象最容易回答的问题,而把计算的工作留给调查者自己。

空白对照(Blank Control)

即对照组不接受任何处理,常用于评价测量方法的准确度,评价实验是否处于正常状态等。例如,在某种可疑致癌物的动物诱癌实验中,可设立空白对照组,以排除动物本身可能自发肿瘤的影响。

空模型(Empty Model)

又称截距模型(Intercept-only Model)或无条件均值(Unconditional Means Model),用来估计多水平模型中的个体水平方差(σ_ω^2)和组水平方差(σ_b^2)。在运行空模型时,水平1和水平2没有解释变量,如公式(1)和公式(2)。

$$y_{ij} = \beta_{0j} + e_{ij} \tag{1}$$

$$\beta_{0j} = y_{00} + u_{0j} \tag{2}$$

式中 y_{ij} 代表总平均值,β_{0j} 和 e_{ij} 分别代表第 j 组的结局测量均数和围绕该均数的随机个体变异;公式(2)中的 y_{00} 代表总截距,u_{0j} 代表组均值之间的变异,即第 j 组的测量均值与总均值的差异。

通过运行空模型,将结局测量变量方差分解为两个部分:组内方差和组间方差。总结局测量方差的分解可表述如下:

$$Var(y_{ij}) = Var(\gamma_{00} + u_{0j} + e_{ij})$$

$$Var(u_{0j}) + Var(e_{ij}) = \sigma_\omega^2 + \sigma_b^2$$

在多水平模型中,水平1和水平2的残差假设无关联,通过截距模型我们可以估计 σ_ω^2 和 σ_b^2,然后计算组内相关系数(ICC)。

空缺值(Null Value)

调查对象正确而因为某些原因使调查项目没有获得预期结果而缺失的,或者因为调查对象不正确而使调查项目不能采集而使调查项目的结果缺失的,该两类数据统称为空缺值。前者称为缺失值。空缺值在问卷设计、编码表设计、数据库设计的时候必须认真考虑,尽可能避免产生。

控制措施(Control Measure)

根据疾病的传染源和传播途径以及疾病特征确定的控制和预防措施。预防控制的主要措施包括:消除传染源(接触源),减少与暴露因素的接触,防止进一步暴露,保护易感(高危)人群。

控制图(Control Chart)

使用图表分析实施效果的平均水平以及平均水平基础上的波动水平,作为质量控制的标准。控制图由3条水平线构成,中间线表示调查变量的平均水平,上下两条分别为行动线或者控制线,与中间线保持合理和相等的距离,用以观察进程是否在控制范围内,见下图。

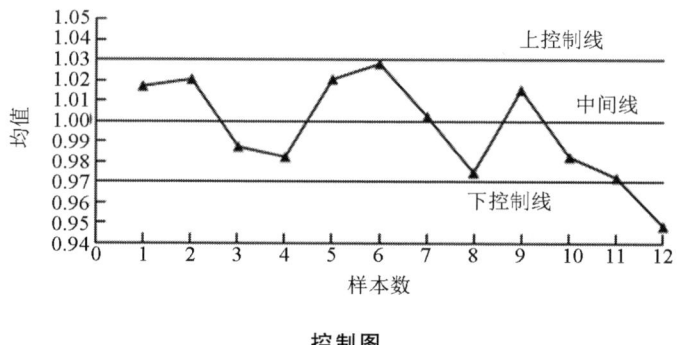

控制图

库得-理查森信度(Kuder-Richardson)

适用于计算"对或错"是非题的同质性信度,它是计算所有可能的分半信度的平均数。最有代表性的计算公式是库德-理查森的20号公式(KR20)和21号公式(KR21)。KR20 的计算公式为：

$$r_{KR_{20}} = \frac{n}{n-1}\left(1 - \frac{\sum_{i=1}^{n} p_i q_i}{S_X^2}\right)$$

式中 n 为测量工具包含的题目数，S_X^2 为测量工具测验总得分的方差，p_i 表示答对该题的人数占总答卷人数的比例，q_i 可视为该题的难度，$q_i = 1 - p_i$。当所有题目的难度相近时，可使用 KR21 号公式：

$$r_{KR_{21}} = \frac{nS_X^2 - \bar{X}(n - \bar{X})}{(n-1)S_X^2}$$

$\bar{X}$ 表示题目的平均答对比率。

跨层交互作用(Measurement Centering)

在多层统计分析模型中，不同层的解释变量之间的交互作用称为跨层交互作用。

框架分析法(Framework Analysis/Approach)

不同于传统的定性研究分析方法，框架分析法集归纳和演绎于一体，研究者发挥自身的高概括能力，不单纯依赖于编码和编码索引，通过主题抽提分析和多个个案分析形成强大灵活的矩阵，具体过程包括熟悉资料，形成初步的主题框架，建立索引，绘制导向图，形成整体分析图谱，进行阐释。

类别分析(Category Analysis)

是所获材料从要素、结构、功能、原因等各个层面进行分类，将具有相同属性的材料归入同一类别。各个类别可以组成树枝形主从属结构或网状连接性结构。"扎根理论"提倡将类别分析分成开放式分析、轴心式分析和选择式分析三个阶段。

类实验(Quasi-experiement)

又称半实验，一个完全的流行病学实验必须有对照、随机抽样分组、干预措施、随访观察结局这四个基本特征，如果一项实验研究缺少其中一个或几个特征，这种实验就称为类实验。类实验研究的原理与真实验研究的基本一致,对实验组施加干预措施,随访观察一段时间,比较实验组与对照组的结局差异,从而判断干预措施的效果。与真实验研究不同的是,类实验虽然有对照组,但没有随机分配,或完全没有对照组,作自身前后对照或与已知的结果作比较。

类属(Category)

是定性资料分析中的一个意义单位,代表的是资料所呈现的一个观点或一个主题。类属与"码号"有所不同,"码号"是资料分析中对资料进行登录的最小意义单位,而"类属"是资料分析中一个比较大的意义单位。类属和码号是相对而言的,依据研究者为主题分层的形式不同而有所不同。在某一个分类系统中是码号的概念可能在另外一个分类系统中成为类属,而在某一个分类系统中是类属的概念可以在另外一个分类系统中成为码号。

类属型定性研究报告(Categorical Qualitative Research Report)

主要使用分类的方法,将研究结果按照一定的主题进行归类,然后分门别类地进行报道。

累计发病率(Cumulative Incidence Rate)

如果研究人群的数量较大且比较稳定,则无论其发病强度大小和观察时间长短,均可用观察开始时的人口数作分母,以整个观察期内的发病(或死亡)人数为分子,计算某病的累积发病率(或累积死亡率)。累积发病率的量值变化范围为0~1,报告累积发病率时必须说明累积时间的长短,否则,其流行病学意义不明。

李克特量表(Likert Scale)

是问卷设计中最为简单、同时也是使用最为广泛的量表。其主要目的是用来测量人们对某一事物的看法和态度,主要形式是询问调查对象的某一陈述的判断,并以不同的等级顺序选择答案,如"非常同意""同意""不同意""非常不同意"等。

理论阐述(Theoretical Explanation)

内容包括:对实(试)验材料、方法和所得的结果进行分析、归纳、探讨,论证所得结果的正确性、合理性;对阴性结果或阳性结果补充说明或解释;对可能的原因,机制提出看法或假说,并以科学界公认的原理、理论为依据,用本实(试)验观察、调查、研究所得的结果,全面地论证自己的观点、假说,特别是要论证自己的新发现、新发明的科学性、先进性、实用性,使论证具有说服力。

理论抽样(Theoretical Sampling)

是扎根理论中的抽样方法,研究者在不断提炼和发展类属并把它们逐步形成理论的过程中,总是不断地反省现存资料是否缺乏、理论上是否存在漏洞,然后重新收集资料以弥补这些概念上的漏洞以及所缺乏的资料,称之为理论抽样过程。抽样的目的是精炼观点,而不是局限于最初的抽样样本。

理论为依据抽样(Theory-driven Sample)

又称目的为依据抽样,是一种非概率抽样方法,是由理论或由目的决定的抽样,它首先需要根据研究目的决定抽样的边界,即在有限的时间和方法范围内,哪些方面的案例(案例可以是一个个体、一件事、一个地点等)可以作为研究对象;其次要制订一个结构图来描述研究的理论框架。

理论研究型报告(Theoretical Research Report)

是为了提出(或补充、证实、伪证)某个理论观点而写的研究报告,无论是资料的收集还是理论观点的提出和论证,都特别讲究注重方法,是为科学研究服务的一种报告题材。

历史对照(History Control)

即指对照组收集的数据资料在实验组收集资料之前。由于实验组与对照组之间暴露存在时间差异,可能会导致研究结果存在偏倚。历史对照属于非均衡对照,缺乏可比性,除某种特殊情况外,一般不宜采用。

历史前瞻性队列研究(Historical Prospective Cohort Study)

也称混合型队列研究,即在历史性队列研究之后,继续前瞻性观察一段时间,它是将前瞻性队列研究与历史性队列研究结合起来的一种设计模式,因此兼有上述两类的优点,且相对地在一定程度上弥补了相互的不足。

历史性研究(Historical Study)

队列研究中研究对象分组是根据研究开始时研究者已掌握的有关研究对象在过去某个时点暴露状况的历史材料做出的。研究开始时研究的结局已经出现,其资料可从历史资料中获得,不需要前瞻性观察,这样的设计模式称为非即时性或历史性研究。

立意抽样(Purposive Sampling)

参见"目的抽样"。

连续性纵向调查(Continuing Longitudinal Survey)

又称纵向研究,是指对研究对象进行长时间连续的动态观察,如儿童生长发育评价、慢性病监测、病例随访等。

连续质量评价(Continuous Quality Improvement,CQI)

参见"质量提高"。

联合比估计(Combined Ratio Estimate)

在抽样调查中,通常以样本计算统计量,并将比率估计的思想和技术用于分层随机样本时,有两种可行的方法:一种可行的办法是对每层样本分别考虑比估计量,然后对各层的比估计量进行加权平均,此时所得到的估计量称为分别比估计;另一种可行的办法是对两个指标先分别计算出总体均值或总体总量的分层估计,然后再用它们的分层估计量来构造比估计,这时所得的估计量称为联合比估计。

联合回归估计(Combined Regression Estimator)

将回归估计的思想与技术用于分层随机样本时,同样有两种可行的办法:一种可行的办法是对每层样本分别考虑回归估计量,然后对各层的回归估计量进行加权平均,此时所得的估计量称为分别回归估计;另一种可行的办法是对每个指标先分别计算出总体均值或总体总量的分层简单估计量,然后再用它们的分层简单估计量来构造回归估计,这时所得的估计量称为联合回归估计。

两阶段随机化回答模型(Two Stage Randomized Response Model)

是在 Warner 模型的基础上增加一个随机化装置,即该类模型含有两个随机化装置,敏感性问题的调查过程也分为两阶段。

量表(Scale)

是由若干问题或自我评分指标组成的标准化测定表格,用于测量研究对象的某种状态、行为或态度。量表又常称为测量工具(Instrument)。在医学研究中,许多疾病状态是可以准确测量的,如原发性高血压患者的血压、白血病患者的白细胞数、乙型病毒性肝炎患者的病毒抗原。但也有许多疾病状态是无法精确测量的,如疼痛、失眠、心理压抑、认知障碍、生存质量、生活自理能力等,在医学实践中只能对通过测量这些状态的某些表征或通过研究对象的自我主观感受来间接地测评,这时候量表就成为最常用和可行的工具。

要测量某一特定事物的特定特征的数量,必须首先选择一个具有确定单位和测量参照点的数字连续体,将预测量的特征与这个连续体相比照,确定它的位置,看它距参照点的远近,就会得到该特征的一个测量值。这种能够使事物的特征数量化数字的连续体就是量表,制定量表的单位和参照点不同,就会编制出不同的量表;不同的量表具有不同的测量水平,相应地,测量的精确度也不同。根据测量的不同水平以及测量中使用的不同单位和参照点,可以把测量量表分为命名量表、顺序量表、等距量表和比率量表。

疗效观察项目(Observe Result)

指使用某种新药、新疗法治疗某种疾病,对治疗的方法、效果、剂量、疗程及不良反应等进行观察、研究,或设立对照组对新旧药物或疗法的疗效进行比较,对比疗效的高低、疗法的优劣、不良反应的种类及程度,并对是否适于推广应用提出评价意见。

临床疾病期(Stage of Clinical Disease)

疾病自然史大致可以分为易感期(Stage of Susceptibility)、亚临床疾病期(Stage of Subclinical Susceptibility)、临床疾病期(Stage of Clinical Disease)和康复期(Stage of Recovery)。

领先时间(Lead Time)

指筛检诊断时间和临床诊断时间之差,被解释为因筛检延长的生存时间。在慢性病的早期阶段临床症状出现之前,通过筛检提前做出诊断,从而获得了提前治疗疾病的领先时间。

领先时间偏倚(Lead Time Bias)

筛检诊断时间和临床诊断时间之差被解释为因为筛检延长的生存时间。实际上这段延长的时间是筛检导致诊断时间提前所致的偏倚,病人的生存时间并没有因此延长。因此对筛检发现的病人要剔除领先时间后才能计算出符合实际的生存时间。

流程图(Flow Diagram)

使用直观的图形符号来描述系统问题过程、信息流和数据要求的工具,可以比较准确地表达数据和处理的关系。其中图框表示各种操作的类型,图框中的文字和符号表示操作的内容,流程线表示操作的先后次序。绘制流程图的习惯用法是:①圆角矩形表示"开始"与"结束";②矩形表示行动方案、普通工作环节;③菱形表示问题判断或判定(审核、审批、评审)环节;④平行四边形表示输入输出;⑤箭头代表工作流方向。

流行病学中观察性研究的 Meta 分析的报告规范(Meta-analysis of Observational Studies in Epidemiology,MOOSE)

1997 年 4 月,由美国疾病预防控制中心资助,召集临床实践、现场干预、统计学、流行病学、社会科学以及生物医学编辑等方面的 27 名专家组成专题研究小组,讨论并制定了流行病学中观察性研究的 Meta 分析的报告规范。该规范包含七大部分内容(研究背景、文献检索策略、研究方法、研究结果、讨论和研究结论),共 35 个条目。主要指导原始研究是观察性研究设计类型(包括队列研究、病例对照研究、横断面研究)进行的系统评价和 Meta 分析的研究报告。

流行曲线(Epidemic Curve)

以适当的时间间隔为横坐标,以发生的病例数为纵坐标,可将病例发生的时间绘成直方图或线图,称为流行图或流行曲线。流行曲线能提供大量的有关流行的信息,包括疾病的潜伏期、可疑暴露日期、暴发类型及流行发展趋势等。

轮廓分析(Profile Analysis)

是对两个或多个均数向量进行比较。若有两组群体在 k 个问题(也可以是 k 个指标)下的调查问卷结果(或重复测量结果),则可得轮廓分析的数据结构,如下表所示。

轮廓分析的数据结构

对象第一组					对象第二组				
编号	问题1	问题2	…	问题k	编号	问题1	问题2	…	问题k
1	b_{11}	b_{12}	…	b_{1k}	1	b_{11}	b_{12}	…	b_{1k}
2	b_{21}	b_{22}	…	b_{2k}	2	b_{21}	b_{22}	…	b_{2k}
…	…	…	…	…	…	…	…	…	…
n_1	$b_{n_1 1}$	$b_{n_1 2}$	…	$b_{n_1 k}$	n_2	$b_{n_2 1}$	$b_{n_2 2}$	…	$b_{n_2 k}$

要进行轮廓分析主要进行平行检验、相合检验、水平轮廓检验。

一般在用同一份调查问卷对两组或多组不同的人群进行调查分析时,若想从整体的角度比较两组或多组人群之间有无差异性,或一个因素多水平的多次重复测量在同一指标下的结果之间有无差异性等问题,就要用到轮廓分析。轮廓分析是两个或多个均数向量比较的一个特例。

轮廓分析通常进行组间轮廓相似性或平行性、组间平均水平差异显著性和组内条件变异显著性三个方面的假设检验。轮廓分析法作为一种常见的多元分析方法,可以对协方差阵的结构特征不予考虑,因而其适用范围较广。

轮廓勾勒(Profile)

是定性资料情境分析时用到的主要分析方法之一,可理解为对访谈的事物,如访谈对象和访谈内容的经过分析后,对其主要内在内容的轮廓概况的简要描述。情境分析的具体内容十分丰富,可以是研究现象中的主题、事件、人物、社会机构、时间、地点、状态、变化等,也可以研究者个人的初步假设作为叙事的主线。这些内容可以综合使用,也可以一个部分作为主干,其余有关的部分作为血肉支撑。内容的前后顺序可以按照当事人的言语、事件发生的时间或语意上的联系进行组织。

轮廓图(Profile Plot)

是在进行轮廓分析时,对两个或多个均数向量进行比较时做的线图。例如:在爱情和婚姻的调查中,对一个由30名丈夫和30名妻子组成的样本进行了问卷调查,请他们回答以下几个问题:你对伴侣爱情的"热度"感觉如何?伴侣对你爱情的"热度"感觉如何?你对伴侣爱情的"可结伴"水平感觉如何?伴侣对你爱情的"可结伴"水平感觉如何?

回答采用"没有""很小""有些""很大"和"非常大"5个等级,X_1-X_4分别对应4个问题的答案分值,得到结果见下表。

配偶对爱情与婚姻的调查数据

编号	丈夫对妻子				妻子对丈夫			
	X_1	X_2	X_3	X_4	X_1	X_2	X_3	X_4
1	2	3	5	5	4	4	5	5
2	5	5	4	4	4	5	5	5
3	4	5	5	5	4	4	5	5
4	4	3	4	4	4	5	5	5
5	3	3	5	5	4	4	5	5
...	...	...	...	...	...	...	...	...
28	3	3	5	5	4	4	4	4
29	4	4	3	3	4	5	4	4
30	4	4	5	5	4	5	5	4

轮廓图见下图。

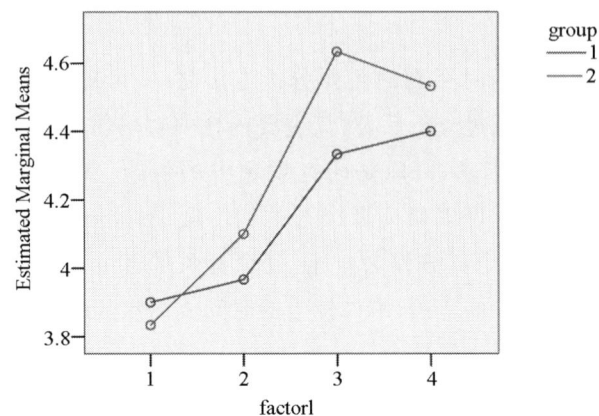

输出的轮廓图(1 组丈夫对妻子,2 组妻子对丈夫)

论说式回应(Response Theory)

是访谈中一种不恰当的回应方式,指访谈者利用社会科学中的一些现成的理论或者访谈者自己的经验对受访者所说的内容作出回应。遵循的是文化客位的思路,访谈者从自己的角度对访谈内容进行评说。论说式回应不仅在态度上给受访者一种居高临下的感觉,而且在知识权力上显示出访谈者的优越感和霸权,应该尽量避免使用。例如,当被访的中学班主任老师谈到自己工作很辛苦,每天都要到十一二点才睡觉时,访谈者可能对精神分析理论略知一二,认为对方这么做是受到自己内心某种潜意识的驱使,因此而回应说:"您这么做是不是为了弥补自己内心的某种缺陷呢?是不是希望获得领导和同事的赞扬而提高自己的自尊呢?"

论文评阅(Paper Review)

指对论文选题的理论意义和应用价值、文献资料的掌握、论文取得的成果及水平、写作规范化、逻辑性等进行审阅,针对论文中存在的问题和不足之处提出指导性的意见或评价。

逻辑核查（Logic Check）

是指用一套搜集证据、核对事实的方法来验证数据录入是否准确的过程。例如，临床试验中，对已经录入的数据利用计算机程序对其进行检查，包括录入错误、重复等问题。

逻辑模型（Logic Model）

项目计划和评价的一种方法，使用图表等可视化图解的方式分析项目投入、活动、产出和结果之间的关系，可广泛应用于各类项目。主要包括以下要素。

（1）投入（资源）：人力、经费和设备等初始投入的资源。例如项目工作人员、项目工作经费、办公场所、培训资料以及其他初始投入的资源。

（2）项目活动：未达到项目目标而采取的有针对性的活动。例如研讨会、培训、教育、建立合作机制、政策开发等。

（3）产出：项目活动实施的初步结果，也可以理解为过程评价，连接项目目标和短期、中期和长期结果。例如参加培训的人次数、材料发放的份数、提供媒体宣传现场的数量等。

（4）结果：项目干预实施后的主要变化和影响，包括短期、中期和长期结果。例如提高知晓率、改变态度、改变行为、建立社会支持和网络，推动政策出台和立法等。

逻辑效度（Logical Validity）

参见"内容效度"。

逻辑一致性检查（Logical Consistency Check）

参见"数据一致性"。

率比（Rate Ratio, RR）

亦称相对危险度，有时也称为危险比。相对危险度是暴露组的发病率与非暴露组的发病率之比。

$$RR = \frac{I_e}{I_o}$$

式中 I_e 表示暴露组的累积发病率或发病密度，I_0 表示非暴露组的累积发病率或发病密度。相对危险度表示暴露于某危险因素的人群中疾病的发病或死亡危险是未暴露于该危险因素的人群中发病或死亡危险的多少倍。相对危险度越大，表明某危险因素的致病作用越强，是衡量某危险因素与发生疾病结局之间关联强度的指标。

满意度(Degree of Satisfaction)

是指调查者对产品或服务的事前期望与实际使用产品或服务后所得到实际感受的相对关系。可以用数字来衡量这种满意程度的心理状态，这个数字就叫作满意度。

盲法(Blind)

用于临床试验中以避免由于病人或医生知道病人接受何种处理而可能引入的偏倚。双盲试验是指病人和医生均不知道病人接受何种处理。单盲试验是指只有病人或医生其中一方知道试验情况。尽管如此，在某种情况下（如手术），双盲试验仍然不可行，但是临床试验应该尽可能最大程度的使用盲法。

密切值法(Close-value Method)

是系统工程中多目标决策的一种优选方法。多目标决策由于考虑的目标多、标准多，有些目标之间还存在着矛盾，这就使多目标问题成为一个复杂而困难的问题，密切值法是解决有限方案多目标决策的有效方法。从整个决策过程来看，多目标决策与评价是同一概念，这里的决策实质上就是分析和评价过程。密切值法计算灵活简便，结果直观明了，分辨率较高，近几年来已广泛应用于经济、社会、医学、环保等领域，是综合评价的一种行之有效的方法。

面对面访谈(Face to Face Interview)

是指访谈者直接面对采访对象进行的采访，又称直接访问，这种采访方式中，访谈者通过口头提问，以一问一答的方式来了解客观情况、搜集素材。主要优点是被拒绝率低，效度好。

描述性研究(调查)(Descriptive Study(Survey))

又称描述流行病学,是指利用已有的资料或对专项调查的资料,按不同地区、不同时间及不同人群特征分组,把疾病或健康状态的分布情况真实地描绘、叙述出来。描述性研究包括现况研究、筛检、生态学研究等。

敏感问题(Sensitive Problem)

是指调查内容与机构、组织、个人的隐私或者利益有关的问题,以及大多数人不愿意在公开场合陈述或者不便于向外界透露的一类问题,包括对国家政策、社会规范、伦理道德的态度、经济收入、生活行为和个人隐私等。敏感问题根据总体特征可分为属性特征的敏感问题和数量特征的敏感问题。

敏感问题调查技术(Sensitive Problem Investigative Techniques)

指在调查过程中使用特定的随机化装置,使被调查者以一个预定的基础概率 P 从两个或两个以上的问题中随机选择一个问题进行回答,除被调查者本人以外的所有人(包括调查者)均不知道被调查者的回答针对的是哪一个问题,以便保证被调查者的隐私,最后根据概率论的知识计算出敏感问题特征在人群中的真实分布情况的调查方法。当前对于敏感性问题的调查技术大致有三类:随机化回答技术(Randomized Response Technique,RRT)、非随机化回答技术(Non-randomized Response Technique,NRRT)和非匹配计数技术(Unmatched Count Technique,UCT)。

敏感性分析(Sensitivity Analysis)

是分析问卷信度的一种方法,即将问卷中的各条目依次去掉后计算整个问卷的分析指标,包括以下内容:①去掉当前条目问卷合计分的均数;②去掉当前条目问卷合计分的方差;③当前题目得分与去掉当前题目问卷合计分的 Pearson 相关系数;④去掉当前题目后问卷的 Cronbach's α 系数。一般地,在做测量工具的敏感性分析时,可以将"去掉当前题目后问卷的 Cronbach's α 系数"值,作为调整题目的一个重要参考依据。如问卷中各题目的"去掉当前题目后问卷的 Cronbach's α 系数"值均在 0.9 左右变化,且变化的幅度很小,说明问卷题目均可以保留,无须调整。

敏感性问题网络调查(Sensitive Problem Online Survey)

是指通过互联网方式,按照随机原则抽取部分网络成员作为样本进行敏感性问题调查,进而估计全部网络成员总体特征的调查方法。网络调查组织实施简单、调查成本较低、调查效率高、调查周期短,数据收集范围广,调查对象的回答不受时间与空间的限制,调查获取的数据资料客观准确,能降低数据填写、录入和汇总过程中的人为登记误差,有很强的匿名性和保密性,能较好的保护调查对象的隐私。

名义分组法(Nominal Group Techniques)

又称名义小组技术、名义群体法、NGT法、名义团体技术、名目团体技术、名义群体技术、名义小组法等。名义小组技术是指在决策过程中对群体成员的讨论或人际沟通加以限制,但群体成员是独立思考的。像召开传统会议一样,群体成员都出席会议,但群体成员首先进行个体决策。

目的抽样(Purposive Sampling)

是根据研究目的的需要和研究者的主观判断选择研究对象的方法,即研究人员从总体中选择那些被判断为最能代表总体的单位作样本的抽样方法。当研究者对自己的研究领域十分熟悉,对研究总体比较了解时采用这种抽样方法,可获代表性较高的样本。这种抽样方法多应用于总体小而内部差异大的情况,以及在总体边界无法确定或因研究者的时间与人力、物力有限时采用。如研究流动人口的生育情况时,可以采用目的抽样的方法,选择流动人口居住较集中的市、乡、镇进行调查。

目的为依据抽样(Purpose-driven Sample)

是一种非概率抽样方法,是由理论或由目的决定的抽样,它首先需要根据研究目的决定抽样的边界,即在有限的时间和方法范围内,哪些方面的案例(案例可以是一个个体、一件事、一个地点等)可以作为研究对象;其次要制订一个结构图来描述研究的理论框架。

奈曼偏倚(Neyman Bias)

又称为现患病例－新发病例偏倚。一种情况是如果调查对象选自现患病例,即存活病例,所得到的信息中,很多信息中可能仅与存活有关,而未必与该病的发病有关,从而高估了某些暴露因素的病因作用。另一种情况是某病的幸存者改变了生活习惯,从而降低了某个危险因素的水平,或当他们被调查时夸大或缩小了病前生活习惯的某些特征,导致某一因素与疾病的关联误差。调查时明确规定纳入标准为新发病例,可减少偏倚程度。

难度参数(Item Difficulty)

是反应理论模型函数的参数之一,从形式上看,难度参数和其他参数一起是决定了S形曲线走向的形态参数,实际上也是反映测验试题性质特征的题目参数。难度为 b 的题目,若排除 C 的影响,潜在特质 θ 值等于 b 的被试在该题目上正确作答的概率为0.5。若不排除 C 的影响,则同样条件下被试在该题目上正确作答的概率为 $(1+C)/2$。横坐标 $\theta=b$,纵坐标 $P(\theta)=(1+C)/2$ 的点是项目特征曲线的拐点,曲线递增的速率在此点由快转慢。此曲线拐点也是曲线的中心对称点,因此题目难度参数也是项目特征曲线的定位参数。b 值确定,项目特征曲线在横轴上的位置也就确定了。随着题目 b 值的升高,特征曲线上在横轴方向上向右平移,这是只有潜在特质更高的被试才可能在新题目上获得相同的正确作答概率。

内部收益率(Internal Rate Return, IRR)

指资金流入现值总额与资金流出现值总额相等、净现值等于零时的折现率。该指标是一项投资渴望达到的报酬率。一般情况下,内部收益率大于等于基准收益率时,该项目是可行的。投资项目各年现金流量的折现值之和为项目的净现值。在项目经济评价中,根据分析层次不同,内部收益率有财务内部收益率(FIRR)和经济内部收益率(EIRR)。其公式为

$$\sum_{t=0}^{n}(CI_t - CO_t)(1+IRR)^{-1} = 0$$

式中IRR为项目的内部收益率;CI_t 为第 t 年的现金流入;CO_t 为第 t 年的现金流出;n 为计算期,一般指项目的寿命期,包括项目的建设区和生产期。

内部一致性(Internal Consistency)

是指测量工具是否测量的是单一概念,同时也表明测量工具各项目之间的内在一致性程度(Item Internal Consistency,IIC),也称为内在信度。可以通过计算问卷各条目与其所属因子的相关系数评价,如相关系数大于0.4且大于与其他因子的相关系数,可认为这些因子所包含题目的内部一致性较好。评价内部一致性另外一个常用的指标是Cronbach's α 系数。

内容分析法(Content Analysis)

是一种对研究对象的内容进行分析,透过现象看本质的科学方法。内容分析法是对文献内容进行系统、客观地定量分析的科学研究方法,以分析特定词语或概念在多文本或多个文本集中出现与否、含义及其相互联系为主。其目的是弄清楚或测验文献本质性的事实或趋势,揭示文献特有的隐性情报内容,对事物发展作情报预测。内容分析方法实际是一种半定量研究方法,其做法是把媒介上的文字、非量化的有价值的信息转化为定量的数据,建立有意义的类目分解交流内容,并以此来分析信息的某些特征。因此,内容分析法是基于定量研究的定性研究方法。

内容效度(Content Validity)

是指项目内容能否反应所要测量的特质,即项目内容与欲测内容的贴切性和代表性,反应项目内容能否达到测验目的,较好地代表所欲测量的内容和引起预期反应的程度。内容效度常以题目分布的合理性来判断,属于命题的逻辑分析。内容效度也称为逻辑效度、内在效度、循环效度。

内生变量(Endogenous Variable)

在因果关系的模型中,某一变量的取值完全决定于该因果关系模型中的其他变量。内生变量与外生变量的区别类似于(但不等于)因变量和自变量。在真实的因果关系中,某些因素可能同时被因果关系模型之中和之外的因素影响,这些因素是部分内生、部分外生的。

内省日志(Introspection Log)

是指人对于自己的主观经验及其变化的观察,要在不同的情境中观察经验的变化,也要在同一情境中重复观察心理经验。内省不是指在心理现象发生的此时此刻进行观察,而是指对心理现象所遗留的"最初记忆"的观察,所以这样的内省过程不会妨碍心理现象的进行。提顿斯把心理过程分为理解、感情和意志三个部分,内省日志就是把内省的内容感受进行记录形成的日志。

内在效度(Intrinsic Validity/Internal Validity)

是指某特定测量工具中自变量与因变量之间存在因果关系的程度,反映测量工具的内容的正确性与真实性。内在效度是测量工具研究中应具备的最基本的效度,它表示自变量与因变量之间的逻辑关系,说明在排除了其他"混淆变量"效应影响后,因变量由自变量引起变化的程度。测量工具的内在效度越高,其价值也越高。内在效度,尚无法精确估量。一般应根据对测量工具测验的具体方案、操作实施过程的全面分析和评价作出判断。测验操作过程规定得越恰当具体,控制手段越全面、严格,测量工具的内在效度便越高。

匿名(Anonymity)

问卷中的一些问题会涉及个人敏感内容,需对研究对象说明被选中是由于随机抽样,不必有过多顾虑,一般调查不需填写姓名和单位,以消除被调查者的畏惧心理。匿名调查问卷有利于敏感问题、尖锐问题和隐私问题的调查,也有利于被调查者尽可能真实地倾诉自己的情况、想法和感受。

鸟瞰法(Aerial View of Law)

传统定性资料分析方法忽略了调查者在调查过程中所形成的重要概念和理论假设,鸟瞰法应用于大型定性研究中,其主要优点是把人看作有思维的信息加工者,利用调查员在调查过程中形成的重要观点和理论假设,使分析结论更真实、更确切地反映客观世界。这种方法利用了调查者调查中形成的观点,有可能引入研究者主观偏性。为避免主观偏性,须对调查员专门培训,充分了解研究目的、方法和预期结果,以及必要的定性研究知识,学会在收集定性资料的过程中观察、聆听和分析。调查组长的知识面、概括能力、研究背景等直接影响了鸟瞰法的分析结果。这种方法虽然研究者对结论有一些初步假设,但是在返回原始资料时必须保持应该具有的开放态度,而且对其他可能的结论要保持开放。其结论为初步结论,进一步深入的结果仍需用到传统分析方法。

纽卡斯尔－渥太华质量评价量表(Newcastle-Ottawa Quality Assessment Scale, NOS)

NOS量表共包括选择、可比性和暴露3个项目,8个条目。主要用于病例对照研究和队列研究。现已被Cochrane协作组织的非随机研究方法学组用于培训中并推荐使用。

偶遇抽样(Accidental Sampling)

又称方便抽样或便利抽样,是指调查者根据实际情况使用最为便利的方式来选取样本的一种抽样方法,可以是抽取偶然遇到的人或者选择那些最容易找到的人作为调查对象。例如,某医生要调查病人对目前医疗收费的看法,直接选择到他那看病的患者进行调查就是一种便利抽样。

排列图(Pareto Chart)

使用柱状图分析不同相关因素对问题的贡献程度,通常按照贡献程度(即频数)由高到低的顺序展示。如在分析医源性肺炎感染原因时,可使用排列图将发现的医源性肺炎感染的例数按照由高到低的顺序展示,便于分析潜在原因,见下图。

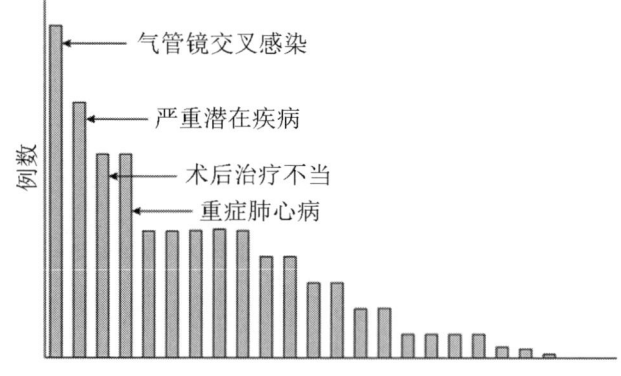

医源性肺炎感染原因分析的排列图

判别效度(Discriminant Validity)

是指运用相同的问卷测定不同特质和内涵,测量结果之间不应有太大的相关性。也称辨别效标。Spitaer认为,在无金标准的情况下,可以用判别效度评价问卷的有效性。

判断抽样(Judgment Sampling)

又称立意抽样、目的抽样。是指根据调查人员的主观经验从总体样本中选择那些被判断为最能代表总体的单位作样本的抽样方法。

培训(Training)

是一种有组织的传递知识、技能、标准、信息、信念及管理训诫的行为。

配额抽样(Quota Sampling)

又称为定额抽样,它类似于分层抽样,先将要研究的人群按某种特征或属性划分成若干组,然后按照一定的数额或比例从每组人群中任意选择一定量的个体作为调查对象。该抽样方法与分层抽样的区别是,不是在层中随机抽样,而是由研究者配额的,因此可以在每层中应用立意抽样或方便抽样方法来选取样本。配额抽样方法的优点是简单易行,一般耗费较小,不需要抽样框,可以在短期内完成;由于该方法在抽样前预先进行了分层处理,可保证总体中各类别的个体都能包含在所抽取的样本之中,与其他几种非随机抽样方法比较,有较高的代表性。缺点是该方法在代表性、抽样偏性控制以及现场工作的严格要求方面都是有限的。在实际应用中,根据确定的分层特征和抽样比例可有"独立控制"和"交叉控制"两种方式。

配对随机化(Paired Randomization)

是将受试对象首先按一定的相同或相近的条件(称为配对因素)配成对,再将每对中的两个受试对象随机分配到两个不同的处理组中。

匹配(Matching)

又称配比,是以对结果有干扰作用的某些因素或特性作为匹配因素,使对照组与病例组在匹配因素上保持一致的一种限制方法。即为病例组的每一个研究对象匹配一个或几个具有同样特征的对照,然后进行比较,也就是在病例组和对照组中使一个或多个潜在的混杂因素的分布相同或接近,从而减少或消除混杂因素对研究结果的影响。匹配因素只能是混杂因素。

偏倚(Bias)

也称偏误,通常是指在抽样调查中除抽样误差之外,由于某种或某些因素的影响,使得研究结果与真实值之间存在的系统误差。

片段呈现(Vignette)

是定性资料情境分析时用到的主要分析方法之一,对访谈事物进行情境分析,将一次访谈或一次观察的内容写成一个情境片断,加以叙述和描写。

频率(Frequency)

随机事件的实际发生率称为频率。如在相同条件下进行独立重复实验 n 次,随机事件 A 发生 k 次,则事件 A 发生的频率为 k/n。

频数匹配(Frequency Match)

匹配因素所占的比例在病例组与对照组一致。频数匹配首先应当清楚或估计出匹配变量每一层的病例数,然后从备选对照中选择对照,直到达到每层所要求的数目,例如病例数中男女各半,则对照组中也应该一样。

平行轮廓(Parallel Profile)

设 C 为轮廓对比矩阵(Parallel Contrasts),即 C 是 k 行 k 列的矩阵,且具有以下形式:

$$C = \begin{pmatrix} -1 & 1 & 0 & \cdots & 0 & 0 \\ 0 & -1 & 1 & \cdots & 0 & 0 \\ 0 & 0 & -1 & \cdots & 0 & 0 \\ \cdots & \cdots & \cdots & \cdots & \cdots & \cdots \\ 0 & 0 & 0 & \cdots & -1 & 1 \end{pmatrix}$$

平行检验的目的是检验两个总体的轮廓是否为平行轮廓,即:
$$H_0: C_{\mu_1} = C_{\mu_2}, \quad H_1: C_{\mu_1} \neq C_{\mu_2}$$
计算的 Hotelling T^2 与 F 统计量为:
$$F = \frac{n_1 + n_2 - m}{(n_1 + n_2 - 2)(m-1)} T^2, \nu_1 = m-1, \nu_2 = n_1 + n_2 - m$$
其中:
$$T^2 = \frac{n_1 n_2}{n_1 + n_2}(\bar{X}_1 - \bar{X}_2)'C'(CS_C C')^{-1} C(\bar{X}_1 - \bar{X}_2)$$

在轮廓分析中,通常会首先进行组间轮廓相似性或平行性检验。平行检验的目的是检验两个总体的轮廓是否为平行轮廓。若组间轮廓相似,即轮廓平行,称平行轮廓。

评分者信度(Inter-scorer Reliability)

是指由两位评分者按照记分规则分别对随机抽取得到的若干问卷评分,计算所得每份问卷之间的相关系数,即得到评分者信度。评分者信度也可以是一位评分者两次评分的相关系数。如果评分用等级资料,评分者信度采用 Kendall 和谐系数;如果评分采用定性资料,评分者信度可采用 Kappa 系数。

评价(Evaluation)

是指收集分析项目及相关方面的数据和信息,对照目标系统和客观判断活动实施的相关性、有效性及影响。

评价式回应(Evaluation Response)

是指访谈者对受访者的谈话内容进行价值上的判断,其中隐含有"好"与"不好"的意思。评价式回应通常反应的是研究者自己的价值观念和评价标准,不仅不一定适合被研究者的具体情况,而且表现出自己对对方的不尊重。过多的评价还表明访谈者个人不够成熟,不能够接受事物的多样性、不确定性以及道德两难性,不能容忍受访者与自己不同的观点和感受。

普查(Census)

是将组成总体的所有观察单位全部进行调查。理论上只有普查才能获得总体参数,没有抽样误差,但往往非抽样误差较大。因此,普查需要有严密的组织计划,特别是要统一调查时点、统一标准、统一方法等,一般只在必需的情况下应用。如某小学只有360名学生,即总体不大,若要了解该校学生的营养素摄入水平,就可以对该校的每一名学生进行营养素摄入水平的调查。

期望寿命年数(Life Expectancy Years,LEY)

亦称平均期望寿命,即年龄为某岁的人今后尚能生存的平均寿命,是根据各个年龄死亡率计算出来的一项重要指标,可以综合表达各个年龄的死亡率水平,反映某一地区每一成员未来存活年龄的平均值。包括:①简约平均期望寿命,生存不满1年的日期不计算在内,将生命表中年龄X岁从X+1岁开始,把以后逐年一直到生命表终极的生存人数全部加起来,除以年龄X岁的生存人数,所得的商即为该年龄X岁的简约平均余命;②完整平均期望寿命,即将全部可能生存的时期,包括不满1年的零数,也以近似值计算在内。以上述计算方法,再加上每人平均尚生存半年的数字。

启迪教育式的询问方法(Enlightenment Education Style Inquiry Method)

是指调查员保持态度端正、表情和蔼,用通俗易懂的语言说明调查的科学性、必要性以及意义,许诺调查结果的保密性,反驳并纠正社会中流传的对该敏感性问题的不正确看法和非议,使应答者消除思想顾虑,感到有认真诚实回答的必要。该方法能直接获取某个体所具有的敏感性特征,有助于临床诊断,但缺点是容易招致拒绝或虚假回答。

前后对照(Before-after Control)

是指对研究对象调查前、调查后的研究指标的比较,或者研究者在接受处理因素前后研究指标的比较。

前瞻性调查(Prospective Survey)

又称队列研究、群组研究,是将选定的人群按暴露组和非暴露组分开,暴露组暴露于某因素之下,而非暴露组不受该因素的影响,其他所有条件两组基本相同。经过一定时间,比较暴露组和非暴露组的发病率或死亡率,如果暴露组和对照组的发病率或死亡率不同,则暴露组的发病(死亡)归因于该暴露因素。这种研究是从因到果的研究,如根据新出生的婴儿出生时有无缺氧窒息的情况分为缺氧窒息组和非缺氧窒息组,追踪观察两组对象8~10岁时的智商,从而研究出生时缺氧窒息与智商的关系。

前瞻性队列研究(Prospective Cohort Study)

研究对象的分组是根据研究开始时(现时)研究对象的暴露状况而定的。此时,研究的结局还没有出现,还需要前瞻观察一段时间才能得到,这样的设计模式称为即时性(Concurrent)或前瞻性队列研究。前瞻性队列研究所需观察时间往往很长,由观察者定期随访,这是队列研究的基本形式。在前瞻性队列研究中,由于研究者可以直接获取关于暴露与结局的第一手资料,因而资料的偏倚较小,结果可信;其缺点是所需观察的人群样本很大,观察时间长、花费大,因而影响其可行性。

强化观察性流行病学研究报告(Strengthening the Reporting of Observational Studies in Epidemiology,STROBE)

是由流行病学家、方法学家、统计学家、研究者和编辑组成的一个国际性合作小组共同起草,主要目的是为观察性流行病学研究论文提供报告规范,从而改进这类研究报告的质量。STROBE清单所涉及的条目分为题目和摘要、前言、方法、结果和讨论5个部分,共计22个条目。其中题目和摘要1个条目,前言部分包括背景/原理和目标2个条目;方法部分包括研究设计、研究现场、研究对象、研究变量、测量、偏倚、样本大小、统计方法、计量变量和资助情况等10个条目;结果部分包括研究对象、描述性资料、结局资料、主要结果和其他分析等5个条目;讨论部分包括重要结果、局限性、可推广性和解释等4个条目。

倾向评分(Propensity Score)

是指在一定协变量条件下,一个观察对象可能接受某种处理(或暴露)因素的可能性。在非随机对照研究中,处理组与对照组某些背景特征分布不同,每个个体是否具有"处理"这一特征的概率受其他特征(混杂变量)的影响。倾向评分是反映所有观察到的协变量(均衡变量)在两组间均衡性的一个近似函数。它最大限度地概括了特征变量的作用,因而可以有效地保持处理组和对照组间特征变量的均衡性,使两组间各个特征变量均衡一致。在流行病学研究中,该方法可以在分析和设计阶段有效平衡非随机对照研究中的混杂偏倚,使研究结果接近随机对照研究的效果。

倾向评分配比(Propensity Score Matching)

利用倾向评分值从对照组中为处理组每个个体寻找1个或多个背景特征相同或相似的个体作为对照,最终两组的混杂变量也趋于均衡可比,属于一种个体配比的方法。

情境型定性研究报告(Situational Qualitative Research Report)

非常注重研究的情境和过程,将研究结果按照事件发生的时间序列或事件之间的逻辑关联进行描述。

区分度参数(Item Discrimination)

项目反应理论模型函数的参数之一,从形式上看,区分度参数和其他参数一起是决定了S形曲线走向的形态参数,实际上也是反映测验试题性质特征的题目参数。区分度参数刻画测验题目对被试水平区分能力的高低。在题目的特征曲线中,a值是曲线拐点处切线斜率的函数值。若记过拐点的切线夹角为A,则

$$a = \sqrt{2\pi}\, tgA$$

因此区分度参数也称为陡峭参数。曲线在拐点处越陡峭,a值越大,曲线陡峭,意味着潜在特质A在a值附近稍有变化,则在该题目上正确作答的概率差值就很大,说明该试题起到了把a值附近被试的精细区分作用。相反,如果曲线在拐点处比较平缓,则潜在特质值A的较大增减都不能引起正确作答概率的明显改

变,说明试题对被试的区分能力不高。

区间尺度(Interval Scale)

是对程度相同尺度点相邻区间的衡量,衡量的数字可代表大小或优劣顺序,数字的差距直接表示其差异的程度。等距尺度具有次序尺度所有的特性。

全面调查(Complete Survey/Overall Survey)

就是将组成总体的所有观察单位全部加以调查。理论上只有普查才能取得总体参数,没有抽样误差,但往往非抽样误差较大,因此,普查需要有严密的组织计划,特别要统一调查时点、统一标准、统一方法等,一般只在必需的情况下应用。

缺失值(Missing Value)

调查对象正确而因为某些原因使调查项目没有获得预期结果而缺失的,或者因为调查对象不正确而使调查项目不能采集而使调查项目的结果缺失的,该两类数据统称为空缺值。前者称为缺失值。

确诊病例(Confirmed Case)

出现某传染病的临床表现,并有流行病学史,同时有以下一种或几种实验室检测结果者就可被诊断为确诊病例。
(1)核酸检测阳性;
(2)分离到病原体;
(3)血清的特异性中和抗体水平呈4倍或4倍以上。

人群为基础的队列研究(Population Based Cohort Study)

将某一特定人群按是否暴露于某可疑因素或暴露程度分为不同的亚组,追踪观察两组或多组成员结局(如疾病)发生的情况,比较各组之间结局发生率的差异,从而判定这些因素与该结局之间有无因果关联及关联程度的一种观察性研究方法。

人时发病率(Person Time Incidence Rate)

亦称发病密度,如果队列研究观察的时间比较长,就很难做到研究人口的稳定。如研究对象进入队列的时间可能先后不一；在观察截止前，可能由于迁移他处，其他原因死亡或其他原因退出，造成各种失访；研究对象出现终点结局的时间不同等原因均可造成每个对象被观察的时间不一样。此时需以观察人时为分母计算发病率，用人时为单位计算出来的率带有瞬时频率性质称为发病密度。最常用的人时单位是人年，以此求出人年发病（死亡）率，其量值变化范围是从 0 到无穷大。

人种学（Ethnography）

又称民族志，是人类学的一个分支，人种学只限于研究人种文化，而人类学涉及人类起源、行为、社会和文化发展等。它是社会人类学者以参与观察的方法，对特定文化及社会搜集制作资料、纪录、评价，并以社会或人类学的理论来解释此类观察结果的一种研究方法，是人类学独一无二的研究方法，建立在田野工作中第一手观察和参与之上的有习俗、文化的描述，以理解和解释社会并提出理论，它既是一种研究方法，也是一种文化展示的过程与结果。

三角支撑（Triangulation）

使用不同研究方法确保研究结果效度的一种方法。研究方法三角支撑是指使用不同方法分析相同数据；理论三角支撑是指使用不同的理论观点；数据三角支撑是指通过不同的抽样策略收集数据；研究者三角支撑是指有两个或者多个研究者参与研究。

散发（Sporadic）

发病率呈历年的一般水平，各病例间在发病时间和地点方面无明显联系，散在发生称散发。散发一般是对于范围较大的地区而言。确定散发时多与此前三年该病的发病率进行比较，如当年发病率为明显超过既往平均水平称为散发。

疾病分布出现散发的原因是：

(1)该病因在当地常年流行或因预防接种的结果使人群维持一定的免疫水平，所以出现散发。如麻疹流行后，易感人群数减少或因应用麻疹疫苗后人群中具有一定的免疫力，而出现散发。

(2)有些以隐性感染为主的疾病，可出现散发。如脊髓灰质炎、乙型脑炎等。

(3) 有些传播机制不容易实现的一些传染病也可出现散发。如个人卫生条件好时,人群中很少发生斑疹伤寒;一些人畜共患疾病由于人与动物接触机会少故很少发生,如炭疽。

(4) 某些长潜伏期传染病也易出现散发,如麻风。

瑟斯顿量表(Thurston Scale)

也就是等距量表法。是为了对态度测量达到客观量化的目的而设立的一种态度量表编制方法,从单一的维度测量态度。瑟斯顿态度量表的编制大致采用以下程序:①确定主题,确定一个构成态度问题的主题,如安乐死;②搜集意见,以一般人对安乐死的态度为例,搜集各种不同意见,每一意见写于一张卡片上;③意见分类,请多位评判(100人以上)将代表各种意见的卡片,按"极同意"到"极反对"的程度分为十一等级,并逐项计算其累计次数;④确定量表值,按累计次数为标准,查看50%累计次数正好落在十一类级的哪一位置,该位置即代表一般人对此问题所持态度的量表值。以对安乐死的态度为例,如累计次数的50%落在第九与第十等级之间,量表值即为9.5,这表示一般人对安乐死一事的态度接近"极反对"的一端。瑟斯顿态度量表编制方法发表以后,已成为社会调查问卷编制的典型方法。

筛查性访谈(Screening Interview)

是召集访谈参加者的一种方法,以保证参加者的人口学和社会学特征与研究目的的一致,且在这些特征上要具有相似性,访谈对象彼此之间最好互不相识。

筛检/筛查(Screening)

是运用快速、简便的试验、检查或其他方法,将健康人群中那些可能有病或缺陷,但表面健康的人,同那些可能无病者鉴别开来。它是从健康人群中早期发现可疑患者的一种措施,不是对疾病做出诊断。筛检试验将受检人群分为两部分,视结果阴性者为健康,结果阳性者为可疑患者,并建议做进一步的诊断和治疗。因此筛检可以达到对疾病早期发现、早期诊断、早期治疗的目的(二级预防)。如用检查尿糖水平筛检糖尿病患者,阳性者再做进一步检查。筛检也可用于发现人群中某些疾病的高危个体,并从病因学的角度采取措施,以减少疾病的发生,达到一级预防目的。如筛检高血压预防脑卒中,筛检高胆固醇血症预防冠心病。

筛检试验(Screening Test)

是用于识别健康人群中未被发现的某病患者或可疑患者,或者是高危个体的特殊方法。它可以是问卷、常规体格检查,或者是内窥镜、X线等物理学检查,也可以是血清学、生物化学等实验室检验,甚至是基因分析等高级分子生物学技术。筛检试验应具备简单、廉价、快速、安全、易于被群众接受及良好的可靠性与精确性。

哨点监测(Sentinel Surveillance)

根据某些疾病的流行特点,由设在全国各地的哨兵医生(Sentry Doctor)对高危人群进行定点、定时、定量的监测,这种监测系统为哨点监测。例如我国的艾滋病哨点监测系统。

设计效应(Design Effect)

是指复杂抽样设计与简单随机抽样设计估计量的方差之比,用来反映复杂抽样设计的效率和相对精确程度。影响复杂抽样设计效率的要素包括是否按比例分层抽样、类集(Clustering)、不等概率抽样、无回答加权调整、未覆盖加权调整以及校准加权调整等。为了综合考虑多种要素的设计效率,使用设计效应模型来近似地表达设计效应。

$$deff = \frac{v_c(z)}{v_1(z)}, \quad deft = \left(\frac{v_c(z)}{v_2(z)}\right)^{1/2}$$

式中 $v_c(z)$ 为采用复杂抽样的估计量方差;$v_1(z)$ 为相同样本量下不放回简单随机抽样的估计量方差;$v_2(z)$ 为相同样本量下放回简单随机抽样的估计量方差。

设施设备安全追踪(Environment of Care Tracers)

在医院评审过程中,属于追踪的其中一个类型,是针对医院相应的设备设施安全而进行的追踪检查,主要包括物理环境、医疗废物、医疗设备、公共设施等。

社会网络分析(Social Network Analysis,SNA)

是指通过使用网络和图理论研究社会结构的过程,主要描述网络结构的节点

（个体演员、人或事在网络）和关系或边缘连接（关系或相互作用）。一般社会结构可视化通过社会网络分析的例子包括社交媒体网络、相知和相识网络、亲属关系、疾病传播和性关系等，可以通过社会关系网图可视化的节点表示为点和线的关系。

社区干预研究（Community Intervention Study）

又称社区干预试验，以社区人群整体为干预单位，常用于不易落实到个体的干预措施的效果评价。例如，检验食盐加碘预防地方性甲状腺肿的效果或通过改水降氟预防饮水型地方性氟中毒的效果，干预措施是施加于整个人群，而不是分别给予每一个体。

社区试验（Community Trial）

是指在社区（一定区域内的人群）或现场环境下进行的实验。该类型实验是以尚未患所研究疾病的人群作为研究对象。根据现场试验接受干预的基本单位不同，可分为个体试验和社区试验。社区试验接受干预的基本单位是整个社区或者某一人群的各个亚群。

社区为基础的病例对照研究（Community-based Case-control Study）

病例对照研究中，病例与对照的来源是社区、社区的监测资料或普查、抽查的人群资料的研究。

社区研究（Community Study）

是社会学、人类学、人种学社会研究方法在社区水平上的应用。社区研究是人类学或社会学的子学科，是一门独立的学科。它往往是多学科交叉的、针对实际应用的，而不仅仅是纯粹的理论观点。社区研究有时需要结合其他的领域，例如城市与社区研究、健康与社区研究等。

深度访谈型研究报告（In-depth Interviews Report）

是从深度访谈资料中提取概念和构建初级理论，对资料的描述必须统领在概念和理论之下，不能罗列资料，或者出现资料溢出概念和理论，或者概念和理论不能对某些资料做出解释的情形。

失访(Loss to Follow-up)

是指研究对象因各种原因从原定的研究队列中退出。即在长期随访期间,暴露组和对照组成员中总会有些人或对参加该研究不感兴趣,或因身体不适不便继续参加研究,或移居外地,或死亡等原因而退出研究。失访比例过高可能会对研究结果造成影响。

失访率(Lost of Follow-up Rate)

在长期的随访期间,暴露组和对照组成员中总会有些人或对参加该研究不感兴趣、或因身体不适不便继续参加研究,或移居外地,或死亡等原因而退出研究,称这种退出为失访,失访人数占研究总人数的比例即失访率。

失访偏倚(Follow-up Bias)

即失访者在某些与研究有关的特征上与未失访者存在的系统误差,是选择偏倚的一种。失访偏倚是队列研究中不可避免的偏倚,因为在一个较长的追踪观察期内,总会有对象迁移、外出、死于非终点疾病或拒绝继续参加观察而退出队列。失访偏倚影响研究真实性,其影响研究真实性的程度取决于两方面:一是失访人群的质,即失访人群与未失访人群在所研究的主要方面如果区别不大,无显着性差异,则偏倚影响不大;二是失访人群的量,如果失访量小于观察人群总数的5%,可认为所产生的偏倚不大,如果失访率大于5%,则结果的推论应慎重考虑。

失效安全数(Fail-safe Number, Nfs)

在Meta分析中,通过计算假如能使结论逆转而所需的阴性结果的报告数,即失效安全数来估计发表偏倚的大小。概率P为0.05和0.01时的失效安全数计算公式如下:

$$\mathrm{Nfs}_{0.05} = \left(\sum z/1.64\right)^2 - s$$

$$\mathrm{Nfs}_{0.01} = \left(\sum z/2.33\right)^2 - s$$

式中:s为研究的个数,z为个体独立研究的Z值。失效安全数越大,表明Meta分析的结果越稳定,结论被推翻的可能性越小。

时点患病率(Point Prevalence)

是指某特定时间内总人口中某病新旧病例所占比例,即某个特定的时间点的患病率。

$$时点患病率 = 某一时点一定人群中现患某病新旧病例数$$

时间权衡法(Time Trade Off)

一种权衡生命时间和生命质量的方法,由专业技术小组权衡和评估在目前不完全健康状态下剩余的预期寿命,以及如要获得较好的健康水平而可能需要减少的预期寿命。时间权衡法对于患者和健康项目做出决定均有帮助。

时间效应偏倚(Time Effect Bias)

对于肿瘤、冠心病等慢性病,从开始暴露于内外危险因素到发病有一个漫长的发病过程。因此,在研究中如果把暴露后即将发病的人、已发生早期病变而未能检出的人作为非病例,就会产生这种偏倚。

时间序列分析(Trend Analysis/Time Serious Analysis)

是一种动态数据处理的统计方法。该方法基于随机过程理论和数理统计学方法,研究随机数据序列所遵从的统计规律,以用于解决实际问题。时间序列是按时间顺序的一组数字序列。时间序列分析就是利用这组数列,应用数理统计方法加以处理,以预测未来事物的发展。时间序列分析是定量预测方法之一,它的基本原理:一是承认事物发展的延续性。应用过去数据,就能推测事物的发展趋势;二是考虑到事物发展的随机性。任何事物发展都可能受偶然因素影响,为此要利用统计分析中加权平均法对历史数据进行处理。

时间序列的构成模型:

(1)趋势(Trend Variation,T)是指客观现象在一个相当长的时期内,受某种稳定性因素影响所呈现出的上升或下降趋势。

(2)季节变动(Seasonal Variation,S)是指客观现象由于受到自然条件或社会条件的影响在一年内随时间的变化所呈现的周期性变动。

(3)循环变动(Cyclical Variation,C)是指客观现象持续若干年的周期变动。

循环变动不同于长期趋势,它不是单一方向的持续变动,而是有升有降的交替变动;它也不同于季节变动,因为循环变动的周期有长有短,没有规律。

(4)随机变动(Irregular Variation,I)是指客观现象由于偶然性因素引起的无规律的变动,这种变动一般无法作出解释。

实地观察法(Field Observation)

是由调查人员到现场对观察对象进行直接观察、检查、测量或计数而取得资料。实地观察法主要是耳闻眼看,观察者基本上是单方面进行观察活动,被观察的对象不管是人还是物,都是被动地处于观察者的视野之中。如疾病调查中,由医务人员到现场进行体检、收集标本;生长发育调查中,调查员直接对儿童进行身高、体重等的测量。本法取得的资料比较真实可靠,但所需人力、财力较多。

实际建议性报告(Practical Suggestion Report)

是针对事物调查研究后,为提出某种工作或政策建议而撰写的报告,大多属于专题报告,其应用较广。

实际频数(Actual Frequency)

将观察单位按照某种属性(或类别)分组或多个属性(或类别)交叉分组,统计各属性(或各类别)交叉分组后得到的各组实际的观察单位数。

实物分析(Document Analysis)

包括对所有可以收集到的有关文字、图片、音像和实物等材料的分析,这些材料可以是历史文献,也可以是现时记录,如古代的刀枪火炮、当代美人头像、艺术家的书信札记、成绩单、作业等。一般,实物分析比较适合历史研究,也可以用来对访谈和观察所获得的材料加以补充和验证。

实/试验变量(Experimental Variable)

又称自变量,指实(试)验中由实(试)验者所操纵的因素或条件。

实验单位(Experiment Unit)

是处理因素作用的客体,是接受处理因素的基本单位,亦称实验对象或受试对象。根据研究目的的不同,实验单位或受试单位可以是人、动物和植物,也可以是某个器官、组织、细胞、亚细胞或血清等生物材料。

实验室监测(Laboratory-based Surveillance)

在公共卫生监测中,按照一定的规范收集和上报传染病实验室检测数据和资料(如血清学、分子标志物、病原分离或鉴定结果等)。实验室监测可作为独立的监测体系,进行数据的上报和收集。但多数情况下,实验室监测网络作为特定传染病监测系统的一部分开展监测工作,如某些国家HIV感染者监测一般是以实验室监测为主体,往往只报告实验室检测结果,而病例的其他信息不需报告。我国目前建立的麻疹监测系统则要求对报告病例进行实验室诊断并报告检测结果。

实验效应(Experiment Effect)

指处理因素作用于受试对象的反应和结果,是实验研究的核心内容。它通过观察指标(统计学常将指标称为变量)来体现。选择的观察指标应具有客观性、精确性、特异性和灵敏性。

实验证据(Experimental Evidence)

是指关于某关联的实验性研究证据。在人群中的病因研究都属于观察性研究,观察性研究的结论只起到客观描述现实的作用,发现的问题可用更可靠的实验性研究加以确证。例如,在人群中研究吸烟与肺癌的关系只能使用观察性研究,如果在动物实验中能利用吸烟成功诱发肺癌,将会进一步支持吸烟是人类肺癌病因推论。如果随机对照试验证明在人群中减少吸烟可以降低肺癌的发病率,也可以视作实验证据。

示踪方法(Tracer Methodology)

先制备一种标记物,然后在一定的样本(细胞、个体等)中追踪它的去向,最后通过"标记"出现的部位及数量,有时并需通过数学分析,以回答所需解决的问题。

事后编码(Post-coding)

在数据收集后的编码为事后编码。事后编码主要针对开放性问题和封闭性问题中的"其他"一项。一般是针对每一个项目,将各种回答进行比较,归纳整理成一些主要类型,从而给予适当编码。

事前编码(Pre-coding)

在问卷设计时的编码为事前编码。

事实性问题(Fact Question)

特征型问题和行为型问题可称为事实性问题,它们是有关调查对象的客观事实。特征型问题是用以测量调查对象的基本情况的问题,如性别、年龄、职业、收入、居住条件等。此类问题可为分类统计和分析提供基础资料。

输出数据(Export Epidata)

将 Epidata 保存的数据库(.REC 文件)内容转化为其他程序的数据文件格式以方便其使用的过程。Epidata 可以输出的格式包含标准文本格式(.TXT)、dBaseIII 格式(.DBF)、Excel 格式(.XLS)、Stata 格式(.DTA)。而对于 SAS 和 SPSS 则输出相应的数据导入程序,输入文件包含运行程序和同名的数据文件,需要在 SAS 和 SPSS 运行这些程序后才能为其使用。

输入数据(Import Epidata)

将其他程序的数据文件直接导入为自己的文件格式以方便使用的过程。可导入的格式包含标准文本格式(.TXT)、dBaseIII 格式(.DBF)和 Stata 格式(.DTA)。不能直接导入的有关数据文件格式可以使用相关程序转化为上述三种格式后再行导入。为了保证正确输入标准文本格式的数据,必须根据需要输入的数据字段,定义一个相应的.QES 文件。

属性特征的敏感性问题(Qualitative Sensitive Problem)

亦称分类特征敏感性问题,指通过抽样调查了解调查对象是否具有敏感性问题的特征,推断具有敏感性特征的单位数在总体中所占的比例,主要的表现形式为相对数,故又称为敏感性比例问题。属性特征的敏感性问题按照敏感问题特征的数目不同,可进一步分为二项属性特征的敏感性问题和多项属性特征的敏感性问题。

数据包络分析(Data Envelopment Analysis,DEA)

是一个对多投入(多产出)的多个决策单元的效率评价方法。它是1978年由Charnes和Cooper创建的。可广泛使用于业绩评价。

数据编码(Data Coding)

就是给每一个问答项目的每一个可能答案分配一个代码。

数据管理 (Data Management)

是指将收集的统计信息用数据表示,并按数据类别组织保存,在需要的时候能够提供数据的过程。统计数据管理的内容包含:①组织、保存数据:即将获得的数据信息合理地分类组织,并将其存储在物理载体(如磁盘、光盘等),使数据能够长期地被保存,该过程习惯上也称为数据录入。该过程将非电子化、非数字化形式的现场调查问卷信息电子化、数字化。数据录入是计算机数据管理的起点和基础;②维护数据:即根据需要对已经组织好的数据信息进行计算、插入新数据、修改原数据和删除失效数据等;③提供数据:根据需要查询数据,进行数据统计,得到需要的正确数据结果,满足各种数据使用要求;④其他功能:数据备份、数据归档、数据加密保护、防止数据被其他人滥用等。统计数据管理是进行现代统计分析的基础和核心。

数据归档(Data Archiving)

是将不再经常使用的数据移到一个单独的存储设备来进行长期保存的过程。

数据集(Dataset)

又称为数据表、资料集、数据集合或资料集合,是一种由数据所组成的集合,通常以表格形式出现。在计算机系统数据库中以观测对象为基本组织单位,称为记录或者观测例。每个记录由若干字段值(变量值)构成。一般地,一个字段(变量)对应于一个调查问卷表的一个问题项目。所有观测对象的全部字段值构成数据表,也即数据集。

数据检查(Data Check)

在数据输入过程中应该对输入数据(值)进行适当的限制,从而达到控制和提高输入质量的目的。在 Epidata 中进行输入数据检查称为数据核查,通过保存在核查文件中的数据核查命令来完成。当 Epidata 打开数据库文件时总是自动加载同名数据核查文件,按核查命令实施输入数据时实时数据核查。

Epidata 既能在输入时进行输入数据值限制(实时核查),也能在输入完成后进行数据检查(可靠性检查)。它主要采用了下列方法来进行数据输入核查:

1. 数据合理性检查

是检查输入信息的有效性,是对输入数码进行幅度范围检查,也称幅度检查。幅度检查就是把超越幅度的错误值找出来,从而防止和限制输入错误。

(1)字段强制输入限制:定义为强制性输入字段必须输入调查结果,调查问卷的对应项目不能空缺。该方法可以检查单个调查问卷的完整性,保证调查问卷的完备。通过核查文件中的 Mustenter 命令来完成。

(2)字段输入值限制:检查输入数据的幅度,检查和防止超越正确数据幅度或者编码的输入数据值。通过核查文件中的 Range 和 Legal 命令来完成。

(3)重复性检查:通过特定字段作为调查问卷表标志,检查和防止进行多次重复输入同一调查问卷。通过核查文件中的 Key Unique 命令来完成。

2. 数据一致性检查

是检查调查问卷的输入数据信息相互之间的逻辑一致性,简称逻辑检查,其目的是检查同一份问卷中不同问题的回答是否相互矛盾。

(1)字段输入条件限制:规定字段仅能在特定条件下输入,保证和检查了调查问卷数据和输入数据的逻辑一致性,能够防止问卷数据不同项目间的逻辑不一致性。通过流程控制来达到输入条件控制。

(2)逻辑检查:输入字段信息相互之间的一致性检查,称逻辑检查。逻辑检查是检查同一份调查问卷中不同问题的回答是否相互矛盾,它也能检查特定字段数据是否符合相关知识。

数据库定义(Database Definition)

是指在计算机的存储设备上合理存放的相关联的有结构的数据集合。

数据库结构(Database Structure)

一个数据库含有各种成分,包括表、视图、存储过程、记录、字段、索引等。

数据录入(Data Entry)

将调查数据录入计算机的过程。为了防止和减少计算机录入的错误,进一步检查数据存在的问题,可采取以下措施:

(1)录入前:建立数据录入界面时,设置变量的取值范围,超过此范围,计算机应报警,并拒绝录入;按答案的逻辑关系,设置变量间的跳跃,节约输入时间。

(2)录入时:对同一资料,用甲、乙两位录入员分别重复录入,用核对软件进行核对。对两次录入不一致的数据,计算机会显示数据供核对。从控制录入质量来说,两次录入是较可靠的。

(3)录入后:抽查部分调查表,了解输入质量;用统计软件做些简单的统计描述,如编制频数分布表发现异常值,绘制相关变量的散点图发现异常点;针对调查项目的逻辑关系,编制检查程序,用于检查数据间的逻辑矛盾。

数据录入形式(Data Entry Form)

是调查数据值实际录入计算机并保存为计算机可存贮信息的形式。由于计算机自身的局限性,任何调查到的信息在录入计算机时都必须考虑其存贮特性。一般而言,对调查信息是数值信息的必须考虑存储数值的长度(整个数值的数码个数)和精度(小数位数);对于文字信息则必须考虑存储字符的长度;对于日期信息必须考虑日期信息录入时的表示形式,比如国际日期格式还是欧式日期格式等。有时调查信息的形式和录入形式并不相同,这时必须在录入数据前进行相应的转换。

数据输入表(Data Form)

是数据处理系统中,将系统外部原始数据传输给系统内部,并将这些数据以外部格式转换为系统便于处理的内部格式的过程。其方式与使用设备密切相关。用于数据输入的表格称为数据输入表。

数据文件(Data File)

广义的讲,存贮数据的文件都是数据文件,但一般情况下,数据文件指数据库的文件。在 Epidata 中扩展名为 .REC 的文件即为数据文件。Epidata 中必须在 .QES 问卷文件编写完成后,才可以利用该问卷文件来建立对应的 .REC 数据库文件。

数据一致性(Data Consistency)

通常指数据值与数据值之间的逻辑关系是否正确和完整。通过 Epidata 的核查文件中使用 CONSISTENCYBLOCK 命令块,设置一批核查命令,则可在数据录入完毕后,检查数据库中已有数据的逻辑一致性如何,该过程仅需运行一次。

数量分组(Number Grouping)

即按分组因素的数量大小来分组,如将观察单位按年龄大小、血压高低等分组。

数量特征的敏感性问题(Quantitative Sensitive Problem)

是指调查对象具有某种敏感性问题数值大小的特征,调查目的常常是估计总体某项敏感性问题指标的均值或总和,故又称为敏感性均值问题,例如:月工资收入是多少等。

双重抽样(Double Sampling)

样本是分两次抽取的,故称为双重抽样。一般抽样方法是:先从总体的 N 个单位中抽取一个较大的初始样本,称为第一重(或相)样本,对之调查,通过一些简单项目获取有关总体的某些辅助信息,然后在此基础上进行第二重抽样,即从初始样本中抽取一个容量为 n 的子样本。第二重样本相对较小,但第二重抽样获得调查对象才是本次调查的主要对象。在实际运用中,双重抽样可以推广为多重抽样。

水平轮廓(Level Profile)

在两个总体轮廓重合的假定下,两组多变量数据视为一个总体,合并后的总

体均数 $\mu=(\mu_1,\mu_2,\cdots,\mu_m)'$。设 $\bar{X}$，S 分别为两组样本合并后的均数向量和协方差矩阵，C 为重复测量的对比矩阵，即 C 是 k 行 k 列的矩阵，且具有以下形式：

$$C=\begin{pmatrix} 1 & -1 & 0 & \cdots & 0 & 0 \\ 1 & 0 & -1 & \cdots & 0 & 0 \\ 1 & 0 & 0 & \cdots & 0 & 0 \\ \cdots & \cdots & \cdots & \cdots & \cdots & \cdots \\ 1 & 0 & 0 & \cdots & 0 & -1 \\ 1 & 0 & 0 & \cdots & 0 & 0 \end{pmatrix}$$

水平轮廓检验的目的是检验两个总体的轮廓是否为水平轮廓，即：$H_0:C_\mu=0$，$H_1:C_\mu\neq 0$，计算的统计量为：

$$F=\frac{n_1+n_2-m}{(n_1+n_2-2)(m-1)}T^2,\quad \nu_1=m-1,\nu_2=n_1+n_2-m+1$$

其中：

$$T^2=(n_1+n_2)(C\bar{X})'C'(CSC')^{-1}(C\bar{X})$$

在轮廓分析中，水平轮廓检验是在两个总体的轮廓重合的假定下，两组多变量数据视为一个总体，检验两个总体的轮廓是否为水平直线轮廓，若不拒绝原假设，则两总体为水平轮廓。

顺位法（Cis-position Type）

也叫排序法，是列出多个项目，由调查者对其按某种特征进行排序。顺位法可以有两种方式，一种是对全部答案排序，另一种是只对其中的某些答案排序。具体排列顺序由被访者根据自己的判断进行排序。例如：

您到医院来就诊最主要的三个原因（请在相应的"□"中写出序号）□□□
①看病方便 ②能报销 ③价格便宜 ④技术好 ⑤环境好 ⑥离家近 ⑦开药方便 ⑧患大病 ⑨服务态度好 ⑩其他（请说明）_____。

顺序尺度（Ordinal Scale）

是指答案设计成一段线段，线段的两端分别表示两个极端的态度，中间分为 3，5 或 7 个距离，要求被访者在其中认为合适的地方打"×"，作为标记。例如：

您认为不健康的饮食方式能引起冠心病吗？

非常同意——非常不同意
    1 2 3 4 5

这种方式使答案不局限于分类的答案,测量的自由度更大。

顺序量表(Sequence Scale)

又称次序量表,除了表明性质的不同,还根据高低、多少等特征排出次序,即表示各类别之间不同程度的顺序关系。例如:请根据自己需求的迫切程度依次给出您最需要培训的内容(如:人力资源管理、团队管理、人际技能等)。

随访(Follow up)

是指对所有被选定的研究对象都采取相同的方法同等地进行随访,并坚持追踪到观察终止期,随访内容一般与基线资料内容一致,但随访收集的重点是结局变量,其具体项目视研究目的与研究涉及而不同。随访方法包括对研究对象的直接面对面访问、电话访问、自填问卷、定期体检、环境与疾病的检测、医院医疗与工作单位的出勤记录的收集等。随访方法的确定应根据随访内容、随访对象及投入研究的人力、物力等条件来考虑。

随机抽样(Random Sampling)

每个符合条件的受试对象被抽取的机会相等,即总体中每一个体都有相同机会被抽到样本中来。它保证所得样本具有代表性,使研究结论能从样本推广到总体。常用的随机抽样方法有单纯随机抽样、系统随机抽样、分层随机抽样和整群随机抽样。

随机对照试验(Randomized Controlled Trial,RCT)

是选定患有某种疾病的患者,可以是住院患者,也可以是非住院患者,将他们随机分为两组,即试验组和对照组,对试验组患者施加某种预防或治疗的干预措施后,随访并观察一段时间,比较两组患者的发病结局,从而判断干预措施的预防或治疗效果。

随机对照试验 Meta 分析的统一报告格式(Quality of Reporting of Meta-analyses of Randomized Controlled Trials,QUOROM)

该声明用于对 Meta 分析报告进行事后的质量评价,也可作为撰写 Meta 分析报告的写作指导及 Meta 分析论文的评审依据,同时对规范报告格式、提高报告质量具有指导作用。目前已得到许多国际著名医学期刊的认可,并作为 Meta 分析报告的作者、审稿人和编者撰写、评价和发表的重要指南。该声明包括一份核查单(18 项评价标准)和一幅流程图。核查单规定了 Meta 分析报告应包括题目、摘要、引言、方法、结果和讨论 6 个大项。其中,摘要为结构式的,由 5 个小标题组成;方法包括了 6 个小标题;结果分为 3 个小标题。这些内容提供了有关文献检索、选择、有效性评估、资料提取、研究特征、资料定量综合以及试验流程的信息。流程图给出了关于鉴定、纳入和排除于 Meta 分析的随机对照试验数量和被排除的原因。

随机对照研究报告规范(Consolidated Standards of Reporting Trails,CONSORT)

1995 年为了改进随机对照试验报告质量,由临床试验学者、统计学家、流行病学家和生物医学编辑组成的国际小组制定了 CONSORT 声明,即临床实验报告的统一标准。CONSORT 声明包括一个由 22 个条目组成的清单和一个流程图。

随机对照试验 Meta 分析的报告规范(Quality of Reporting of Meta-analyses of Randomized Controlled Trials,QUOROM)

1999 年加拿大渥太华大学成立了由 David Moher 领导的专家小组,召开 Meta 分析质量(The Quality of Reporting of Meta-analyses of Randomized Controlled Trials,QUOROM)会议,对 RCT 的 Meta 分析报告质量进行了方法学的评价,并提出了一套 Meta 分析的统一报告格式,也称评价指南,即 QUOROM 规范。清单所涉及的条目分为题目、摘要、引言、方法、结果和讨论 6 大部分,由 18 个条目。

随机化(Randomization)

每个符合条件的受试对象被抽取的机会相等,即总体中每一个体都有相同的机会被抽到样本中来。它保证所得样本具有代表性,使实验结论具有普遍意义。

随机平行对照试验报告规范(Consolidated Standards of Reporting Trials,CONSORT)

为了改进随机对照试验报告质量,20 世纪 90 年代初由临床试验学者、统计学家、流行病学家和生物医学编辑组成的国际小组制定了如何报告临床试验的建议,即临床试验报告的统一标准(Consolidated Standards of Reporting Trials),简称CONSORT声明。CONSORT声明由报告RCT必须包括的22个条目组成的项目清单(见下表)和描述整个试验过程中患者流程的流程图组成(见下图)。CONSORT声明致力于改进随机对照试验的报告质量,帮助研究者理解一个试验的设计、执行、分析和解释,并评估研究结果的有效性。

报告平行组设计的随机对照试验时需要包括条目的清单

内容和主题	条目	描述
标题和摘要	1	研究对象是如何分配到各个干预组的(如随机分配或随机化)
介绍背景方法	2	科学背景与原理的解释
研究对象	3	研究对象的入选标准,数据收集的机构和地点
干预	4	各组干预的详细内容以及何时、如何实施的
目标	5	设定的目标和假说
结局	6	明确定义主要和次要结局指标,如果可能,描述改进测量质量的方法(如多次测量、对测量者进行培训)
样本大小	7	样本量大小如何确定,如果可能,对中期分析和终止实验的条件进行解释
随机化序列的产生	8	产生随机分配序列的方法,包括任何限定情况(如分组、分层)
分配隐藏	9	按照产生的序列进行随机分配的方法(如编号的容器或中心电话),清楚阐明在分派干预之前序列是否被隐藏
实施	10	谁产生分配序列,谁登记研究对象,谁指派研究对象到相应的组
盲法	11	研究对象、实施干预者、评价结局者是否不知道分组情况,如果是,盲法是否成功要评价
统计学方法结果	12	比较各组主要结局的统计学方法及其他分析方法(如亚组分析和调整分析)
研究对象的流动	13	各个阶段研究对象的流动情况(强烈推荐使用流程图),特别是报告各组接受随机分配、接受干预、完成试验、以及进入分析的研究对象数量,描述实际研究偏离研究方案的程度及原因
研究对象的征集	14	征集研究对象和随访的日期范围
基线数据	15	各组的基线人口学特征和临床特征

续表

内容和主题	条目	描述
分析的数量	16	纳入每个分析的各组研究对象的数量（分母），以及是否进行了ITT分析。如果可行，用绝对数的形式来表达结果（如10/20，而不是50%）
结局和估计	17	对每个主要和次要结局，报告每个组的综合结果、估计效应大小和精确度（如95%可信区间）
辅助分析	18	报告进行的其他所有分析，包括亚组分析和调整分析，阐明哪些分析是预先设定的，哪些是探索性的，从而关注多重分析问题
不良反应事件讨论	19	各个干预组所有重要的不良反应事件或副作用事件
解释	20	结合研究假设、潜在偏倚或不精确的来源以及与分析、结局多重性有关的危险，对结果进行解释
可推广性	21	试验结果的可推广性（外部有效性）
证据总体	22	结合现有的证据，对结果进行全面的解释

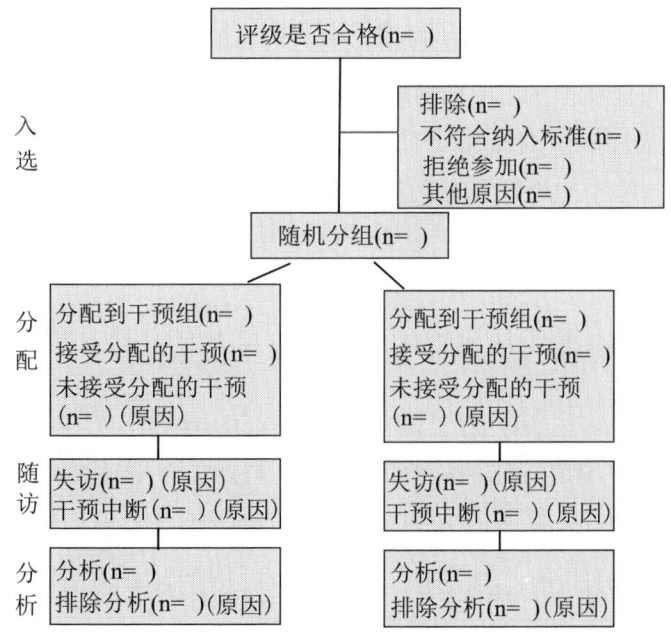

随机对照试验各个阶段（入选、干预分配、随访和分析）流程图

随机区组设计(Randomized Block Design)

是采用区组随机化将研究对象分配到不同的处理组的实验设计方法,又称单位组设计或配伍组设计,是配对设计的扩展。通常是将受试对象按影响实验结果的主要非处理因素(如动物的窝别、年龄、体重等)相同或相近分为区组,再将每个区组中的受试对象随机分配到各个处理组或对照组。设计时应遵循"区组间差别越大越好,区组内差别越小越好"的原则。

随机效应(Random Effects)

多水平模型中,反应变量可表达为固定部分与随机部分之和。以两水平模型为例,形如:

$$y_{ij} = (\beta_0 + \beta_1 x_{ij}) + (u_{oj} + e_{oij})$$

式中,所有的残差部分 $u_{oj} + e_{oij}$ 称随机效应,不是统计学意义上的参数,而是无法观察到的潜在变量,因此又称潜变量。

随机应答技术(Randomized Response Technique,RRT)

是指在调查过程中使用特定的随机化装置,使被调查者以一个预定的基础概率 P 从两个或两个以上的问题中选择一个问题进行回答,除被调查者以外的所有人(包括调查者)均不知道被调查者的回答是针对哪一个问题,以便保护被调查者的隐私,最后根据概率论的知识计算出敏感问题特征在人群中的真实分布情况的一种调查方法。

随机有目的抽样(Random Purposeful Sampling)

根据研究目的,确定研究对象,在多个可选择的对象时,采用随机的原则。但这种抽样仍不同于定量研究中的随机抽样,一是因为样本量一般很小;二是因为随机的目的仅仅是为了增加一些可信度,并不追求统计上的代表性。

索引变量(Key Variable)

是对数据库表中一个变量或者多个变量的值进行排序的一种结构。索引变量则是指具有这种特殊结构的有序变量。Epidata 核查文件中用命令 key 建立索引,指定索引变量,如若使用过 key unique 命令则可以建立唯一索引变量,即该变量的值不会重复出现,仅出现一次。Epidata 通过索引变量建立索引,可以保证数据记录不重复,有序显示数据结果,提高查询速度,还能通过索引变量建立数据库间的关联。

态度性问题(Attitude Question)

是用以测量调查对象对某一事物的看法、认识、意愿等主观因素的问题,如"您认为吸烟有害吗?""您是否愿意参加健康保险?"等。态度问题是问卷中极为重要的一部分。了解某种现象的目的,不仅是描述它,更重要的是解释和说明这一现象产生的原因。了解人们的看法、认识、意愿等,既是说明某现象产生的直接原因,又是揭示更深刻的社会原因的关键一环。由于态度问题往往涉及个人内心深处的东西,而任何人都具有一种本能的自我防卫心理,难吐真言,甚至不愿发表意见。所以,在调查中了解态度比了解事实困难得多。

探索性因子分析(Exploratory Factor Analysis,EFA)

在医学研究中,有一些现象是难以直接观测的,通常称为不可测现象,它们只能通过其他多个可观测的指标来间接地反映。这些可观测指标之间呈现出一定的相关性,可以认为这些可观测指标之间的相关性主要是由它们所共同反映的不可测现象支配的。因子分析就是要找出某个问题中可直接测量的、具有一定相关性的诸指标,如何受少数几个在专业上有意义、可直接测量到且相对独立的因子支配的规律,从而可用诸指标的测定值来间接确定诸因子的状态。探索性因子分析模型为:

$$x_1 = a_{11}f_1 + a_{12}f_2 + \cdots + a_{1m}f_m + e_1$$
$$x_2 = a_{21}f_1 + a_{22}f_2 + \cdots + a_{2m}f_m + e_2$$
$$\cdots$$
$$x_p = a_{p1}f_1 + a_{p2}f_2 + \cdots + a_{pm}f_m + e_p$$

式中 x_i 表示第 i 个变量的标准化值,f_i 为公共因子,m 为公共因子的数目,a_{ij} 为 x_i 在公因子 f_i 上的负荷系数,e_i 为对应于 x_i 的个性因子。

特殊项目追踪(Program-specific Tracers)

在医院评审过程中,属于追踪的其中一个类型,是针对医院一些特殊项目而进行的追踪检查,主要包括防跌倒、防走失、自杀预防、再次入院等。

特异性(Specificity)

又称特异度,应用于临床研究的诊断试验评价与流行病学研究中的筛检方法评价。首先选择一个"金标准",用"金标准"去筛选一定数量的患有和未患有某种疾病的研究对象,然后用待评价诊断或筛查方法再对这些患者和非患者做一次测试,将所获得的结果与"金标准"的诊断结果进行比较。特异度指该方法能将实际无病的人正确地判断为非患者的比例,即实际无病者按该诊断标准被正确地判为无病的百分比,又称真阴性率。特异度高说明诊断或筛查方法的特异性好。

特征效度(Trait Validity)

也称作结构效度,是指在调查设计中,问卷条目设置是否符合设计时的理论构想。常用的结构效度评价方法是因子分析,看那些潜在的公共因子是否概括了所要调查的主要内容。

条件矩阵(Conditional Matrix)

是一项强有力的分析工具,可以帮助我们捕捉现象的条件和结果,当我们就某一现象在矩阵层次上追踪与之有关的条件及结果路径,可以确定哪些层次是相关的,继而通过这些层次对行动(互动)的影响,把它们所研究的现象联系起来。条件矩阵是有助于思考诸多条件与结果及所研究现象之间关系的分析性图表。此矩阵可供研究者区分并联结条件与结果的各种层次。

条件路径(Conditional Path)

为了把条件矩阵上的层层条件与结果和所研究的现象相联系,研究者借追踪一桩事件、一次事故、一件事情的行动(互动)层次到矩阵外缘的条件和结果层次,或反其道而行,所经过的各个层次。

条件跳转(Conditional Jump)

Epidata中数据的录入顺序按照问卷文件中变量出现的先后顺序进行。当因某个变量的某个值的输入而需要改变这种默认的录入顺序时,则使用条件跳转。

Epidata 在核查文件中在发生跳转的变量使用 jumps 或者 autojumps 命令块定义。一般地,用 jumps 命令定义条件跳转时需要变量输入值和跳转的目标变量。但如没有输入值的限制,就可以使用 autojumps 命令。

条目特征曲线(Item Characteristic Curve, ICC)

参见"项目特征曲线"。

同伴推动抽样法(Peer Driven Sampling Method)

研究对象来源于样本成员的社会网络,同伴推动抽样不要求参与者提供其同伴的个人信息,而是让参与者说服同伴加入研究。招募过程从寻找初始参与者(即"种子")开始,种子再推举其同伴加入研究,被推举的同伴再推举其同伴,同时要保证所推举的同伴都是从其社会网络中随机抽取的。

同时效标(Concurrent Validity)

是与测验分数同时搜集的效标资料。同时效度常用的效标是在校的学业成绩、教师的等级评定、临床检查等。

同源爆发(Common Source Outbreak)

某易感人群中的成员同时暴露于某共同的病原体或污染源而引起的爆发。例如,一次会餐引起的食物中毒爆发。但是也可能是由于某媒介物受到污染,如包装的食品、罐装饮料等,此时由于暴露的地点和时间可能有所不同,因而在不同地点和时间引起爆发。

同源抽样(Homogeneous Sampling)

把同种类型的个体或案例归为一类,然后进行访谈或深入研究。同源抽样可以使得分析更加简单,小组访谈更加容易进行。定性研究中常常召开具有不同特征人群的小组讨论会或专题小组讨论会。如进行母乳喂养定性研究时,为了解导致母乳喂养终止的原因可以召开母乳喂养成功的母亲(父亲)的专题小组讨论会、母乳喂养失败的母亲(父亲)的专题小组讨论会。

同质性(Homogeneity)

又称均衡性或齐性。各实(试)验组间非实验因素的基本一致性。达到齐性的目的是保持组与组间实验条件的平衡。当观察人时,应使对试验有明显影响的有关条件在各组间达到基本平衡。实现齐性的手段之一是随机化。

头脑风暴(Brainstorming)

原指精神病患者神经错乱和胡言乱语,在定性研究中指咨询人员思想可以无拘无束、自由奔放地思考问题。

退出(Withdrawal)

是指在实验流行病学研究中,研究对象在随机分配后从实验组或对照组退出。这不仅会造成原定的样本量不足,还会使研究工作效率较低,且易产生偏倚。退出原因可能包括不合格、不依从以及失访等。

脱落(Drop-out)

是指已进入临床试验的受试者在临床试验结束前,因任何原因,主动的或被动的中止或退出,包括受试者在临床试验结束前的任何时刻撤回知情同意书,都属于脱落的范畴。即任何原因致受试者不能完成方案要求的所有随访。

外部第三方专家的访谈(External Consultant Interview)

指由独立于两个相互联系的主体之外的、具备咨询背景和能够挖掘出真正有用的信息专家主导的访谈。如在离职访谈中,从雇主角度来讲,目的是了解员工离职的具体原因以促进公司不断改进,此时请一个外部的心理学家进行面对面的离职访谈。

外来因素(Extraneous Factor)

亦称混杂因子、混杂因素,是指与研究因素和研究疾病均有关,若在比较的人群组中分布不均,可以歪曲(掩盖或夸大)研究因素与疾病之间真正联系的因素。外来因素必须是所研究疾病的独立危险因子;必须与研究因素(暴露因素)有关联

(有统计学联系);一定不是研究因素与研究疾病因果链上的中间变量。

外生变量(Exogenous Variable)

在因果关系的模型中,某一因素独立于该模型中的其他变量,或该因素的取值完全决定于此因果关系模型之外,这种因素称为外生变量。例如,降雨是农耕过程和农作物产量组成的因果系统中的外生变量,因为决定降雨量的因素不在农耕与农作物产量的因果关系中。

外推法(Extrapolation)

利用过去和现在已知其构成规律的动态统计数列向未来的延伸的方法,即根据已知部分的数据规律来预测或推断未知部分的情况。

外在效度(External Validity)

是指特定研究的结果是否具有推广性。如该研究具有外在效度,说明其结果可以推广到其他情境内。如该研究没有外在效度,则其结果不具有概括性。

完全随机化(Complete Randomization)

直接对受试对象进行随机化分组,分组后各组受试对象的例数可以相等,也可以不等。其具体步骤为:首先,编号。将 n 个受试对象按一定顺序编号,如按动物体重大小等;其次,取随机数。可从随机数字表或计算机随机数发生器获得,一般要求每个受试对象获得的随机数的位数与 n 的位数相同;最后,确定组别。根据事先设定的规则,按照受试对象获得的随机数确定受试对象分配到哪一组。

完全随机缺失(Missing Completely at Random, MCAR)

如果数据的缺失不与结局测量或其他协变量相关联,该数据缺失称为完全随机缺失。这种数据缺失意味着研究对象的缺失是由随机原因所致,如研究对象突然死亡,患者迁出研究地点等。像简单随机抽样一样,数据的完全随机缺失相当于在所有的研究对象中抽取一个简单随机样本,因而缺失数据与其他观察数据之间的特征没有显著性差异。该类数据缺失的假设是最严格的假设,实际研究中很难存在。

完全随机设计(Completely Random Design)

将同质的受试对象随机地分配到各处理组,再观察其实验效应,是最常见的研究单因素两水平或单因素多水平的实验设计方法,各处理样本含量可以相等,也可以不等。

完整性核查(Integrity Verification)

是对调查表全部项目进行检查,核对填写是否完整无缺,如有漏项,应立即补填。完整性检查应在调查现场进行,否则难以弥补。

网络采访(Net Interview)

主要是以互联网作为信息采集的环境,用搜索、采访、下载和编辑加工等多种方式采集信息及相关资源的传播活动。网络采访主要指媒体记者利用网络进行采访;网络采访不但包括传统媒体采访的方法,还包括充分利用网络跨越时空的虚拟现实空间,按照新闻传播需要进行新闻素材收集和调查研究活动。网络采访与网络新闻采访不同,作为采访的一种手段依托互联网进行。当平面媒体的电子版越来越普及的时候,运用网络采访的手段形成的新闻就成了网络新闻的一部分。网络采访是互联网派生出来的一些新的新闻采访手段,不仅网络新闻可以运用,传统媒体的新闻报道也可大量运用。由于互联网络先进的技术手段,使网络采访具有不少传统采访不具备的好处和优势,采访形式有网上邮件采访、网上聊天采访、网络调查问卷、网上查阅材料、网络民意调查。

网络规模迭加法(Network Scale-up Method,NSU)

找到研究对象的一个代表性样本进行调查,被调查者需回答问题:如:①你认识多少人?(你的社交网络规模多大);②你认识的人中多少人有目标特征,如癌症? 然后估计被调查者社交网中有相应特征的人数(m)与总体社交网规模(C)的比值,通过该法的估计公式(m/C)中代入目标人群数量,即可得到有目标特征的人群估计值。

网络会议(Net Meeting)

是以网络为媒介的多媒体会议平台,使用者可以突破时间地域的限制通过互联网实现面对面般的交流效果。

网络实时交谈(Real-time Network Chat,IRC)

是通过 QQ、MSN、SKYPE 等聊天工具进行的访谈调查。网络实时交谈是在一个虚拟空间进行的,具有隐匿性、保护性。访谈者和被访谈者都可以根据具体情况选择隐匿或者告知真实身份。网络调查给访谈双方一定的空间和自由,被访谈人不会受到访谈员的影响和干扰,回答问题可以凭借自己的感受和直觉,可能对暴露个人信息的疑虑要少一些。对于一些具有敏感性、秘密性的问题,在网络环境下,被访谈者更容易做出真实回答。

网络文献调查法(Network Literature Survey)

是指通过网络渠道寻找文献,搜集有关市场信息的调查方法,它是一种间接的非介入式的市场调查方法。

危险度差(Risk Difference)

又叫特异危险度、率差和超额危险度,是暴露组发病率与对照组发病率相差的绝对值,它表示危险特异地归因于暴露因素的程度。

危险因素(Risk Factor)

指增加疾病或死亡发生的可能性的因素,是指疾病的发生与该因素有一定的因果关系,但是尚无可靠的证据能够证明该因素的致病效应,但是当消除该因素时,疾病的发生概率也随之下降。在病因学研究中,将这类与疾病发生有关的因素即称为危险因素。

微访谈(Micro-interview)

即微型访谈,意为时间短通常十分钟左右,规模小通常1位至3位访谈对象接受访谈,现场观众5至30人。

文献法(Documentary Method)

又称历史法,主要是指搜集、鉴别、整理文献,并通过文献的研究形成事实的科学认知方法,广义上讲文献包括历史档案、已有研究成果、报刊杂志、统计资料甚至音像图片资料。研究过程一般包括文献搜集、信息摘录和文献分析。通过文献检索(人工检索、计算机检索、参考文献查找法等)、文献获取(人、机构、互联网)搜集文献,经浏览、筛选、阅读和记录进入文献分析,文献分析分为文献定性分析和文献定量分析。文献定性分析是通过对文献内容分析揭示文献反映事物的性质、本质特征及其发展规律的方法,其特点是侧重对文献的个案研究,注重对文献内容的含义和深层理解,关注文献作者的动机的影响效果;文献的定量分析也叫内容分析,是对各种文献的明显内容进行客观、系统和定量的描述。

问卷编码(Encoding Questionnaire)

问卷设计时,需考虑到日后对问卷资料的录入和分析,因此需对问卷中的各项问题进行编号并做好相应的编码准备。同时每份问卷也应设计出问卷编号的填写位置。问卷的编号应考虑到抽样的信息,如预留出省(区、市)、地区等编码的填写位置。

问卷法(Questionnaire Study)

是通过由一系列问题构成的调查表(问卷)收集资料以测量人的行为和态度的基本研究方法之一。问卷法的类型很多,根据要求被调查者回答问题形式的不同,主要有6种类型:①自由叙述式:不给被调查者提供任何答案让其按自己的思想用文字自由地回答;②多重选择式:让被调查者从提供的互不矛盾的答案中选择出一个或几个答案来;③是否式:让被调查者以"是"或"否"二择一的方法回答提供的答案;④评定量表法:让被调查者按规定的一个标准尺度对提供的答案进行评价;⑤确定顺序式:让被调查者对提供的几种答案按一定的标准(好恶或赞同与否等)作出顺序排列;⑥对偶比较式:把调查项目组成两个一组让被调查者按一定的标准进行比较。这6种问卷类型各有其优点和缺点,要根据研究的目的、任务和被调查者的特点选择使用。研究者通常将几种类型并用。

问卷访谈(Questionnaire Interview)

又称结构性访谈,指对于访谈的走向及发展步骤,研究者在其中起主导作用,其按照自己设计好的、具有固定结构的统一问卷进行访谈。访谈前,选择访谈对象的标准和方法、所提的问题、提问的顺序及记录方式都已标准化,研究者对所有受访者均按相同的顺序并询问相同的问题。这种访问强调所有的访问采用统一的标准和相同的规范,访问者严格按照采访问卷提出问题,不允许任何自由变动。

问卷核查(Questionnaire Checking)

检查问卷资料填写的完整性、准确性。

问卷接收(Questionnaire Receiving)

是整理工作的第一步,其工作要点是认真地管理。

问卷说明(Instruction)

是指导调查对象如何正确填答问卷,或提示访问者如何正确完成问卷调查的语句,也称指导语。它包括如何填写问卷即如何回答问题的说明,如对问卷中某些问题含义的进一步解释,对某些特殊的或复杂的填答形式的举例等。指导语的形式及安排随问卷本身的复杂程度、填写方式的难易程度及调查对象的文化水平等情况的不同而不尽相同。一种常见的形式是在说明信的下面专门设计出"填写说明",对填写的要求、方法、注意事项等作出一个总的说明。例如,在说明信的下方给出填表说明:

请在每一个问题适合您自己情况的答案序号上画圆圈(例:①,②,③),或在"_____"处填写适当的内容。

问卷文件(Questionnaire File)

EpiData 采用问卷文件来进行数据库数据结构和用户输入界面定义,该类型的文件扩展名是.QES,为标准文本文件形式(ASCII 文件)。在该文件中确定了对应调查问卷项目在计算机系统中的存贮识别标志(变量名)、数据类型和数据精度;各个字段在该文件中的布局、出现顺序和形式决定了用户输入界面的输入布局、顺序和形式。该文件可以使用任意标准文本文件编写软件(比如 Windows 系统的记事本)进行编写。但一般使用 EpiData 软件内部的文本编写器来完成编写。

问卷文件的基本结构和内容由两部分信息构成:

(1)字段定义信息:通过特殊字符组合形式定义数据库结构和字段名字,这些特殊字符所在的位置和顺序在用户输入时成为用户输入数据的数据输入位置和输入顺序，它们同时也确定了数据的输入形式。一般地，一个字段对应于问卷表的一个问题项目。

EpiData的字段名和命名：为区分和使用各个字段，必须给各字段命名，而且在同一数据库内的各个字段名必须唯一。EpiData按下列原则进行字段命名：①名字长度必须在1~10个字符之间；②名字中可以采用的字符必须是英文字母、数字和下划线等三种字符或者其组合；③名字的首字符不能是数字；④EpiData软件内部并不区分字段名内英文字母的大小写，其内部始终按大写英文字母处理，但软件在显示数据时维持输入时的字母形式。字段名的命名原则可以通过EpiData的选项来进行控制，通过设定字段命名方法确定系统采用自动命名方式还是明确命名方式来定义字段名字。

EpiData的字段类型参见"变量类型"。

（2）输入提示信息：非字段定义信息即为输入提示信息，这些信息在用户输入界面原样显示（即输入什么内容则显示什么内容）。

问卷效度（Questionnaire Validity）

效度通常是指测量工具的有效性和正确性，即所用的测量工具能够测量出所欲测量特征的程度，问卷效度是指问卷正确衡量所调查内容的属性。

问卷信度（Questionnaire Reliability）

信度是指测量的一致性，常可以通过考察被测对象对同一问题的多次回答来判断测量结果的一致性。答案的波动性越大，测量的信度就越低；答案的波动性越小，测量的一致性就越好，信度也就越高。换言之，信度的高低是评价测量工具测量质量的重要指标。信度分析涉及测量工具测验结果的一致性和稳定性，其目的是控制和减少随机误差。问卷信度是指问卷调查结果的稳定性和一致性，信度评价的方法主要有重复检验法、交错法和折半法。

问题库（Question Pool）

根据调查的主题范围和调查的项目，将问卷涉及的内容列出一个提纲，广泛收集有关资料、信息，建立问题库。问题来源主要有两种：①头脑风暴法：可以与调查的有关人员组成专题小组，如由临床医生、流行病学家、心理学家、社会学家以及调查对象组成亚健康研究小组,让他们围绕生理、心理、社会生活等三方面,自由发表意见,提出有关描述的指标。然后将提出的指标进行归类、合并、删除等处理,以消除无关的和重复的问题;②借用其他问卷的条目:从已有的问卷中选用符合研究目的的条目,重新组合新的问卷,但仍然需要检验效度和信度。

屋顶效应(Ceiling Effect)

也叫封顶效应。在研究中,有些结局变量的观察值高端存在的截尾现象称为屋顶效应,或封顶效应。例如,当考试试题太容易时,大部分学生都能得到满分,在得到满分的学生中,考分不能反映实际学习成绩的差别,因为他们的分数都达到了成绩测量的最大度量。这种情况下,成绩测量的高端便出现了截尾现象,称为屋顶效应。

无残疾期望寿命(Life Expectancy of Free Disability,LEFD)

以无残疾作为观察终点,运用现时寿命表的计算原理,通过扣除了残疾状态下所消耗的平均寿命,从而得到无残疾状态下的预期平均生存年数。这是一个定量化的指标,用来衡量人群扣除了残疾影响之后的寿命,在一定程度上反映了一个国家或地区的生活质量,以及社会经济和卫生状况的综合水平。

无差异错误分类(Non-differential Misclassification)

也称均衡性错分,是指暴露或疾病的错误分类同研究分组无关,各比较组间不存在差异。在多数情况下模糊了研究组的差异,一般使研究的效应值偏低(OR趋向1)。

无关联匿名监测(Unrelated Surveillance)

当监测的目的仅仅是了解人群中某病的流行状况,而不是要发现具体的病例,此时可利用其他研究所收集的资料,在不识别个体的情况下开展监测,称为无关联匿名监测。例如收集医院检验科血样或某个人群健康体检时的血样,在不识别个人身份的情况下,进行HIV抗体检测,以了解该人群中的HIV感染率。这样的监测可在一定程度上减少伦理学问题。

无结构性访谈 (Unstructured Interview)

不采用固定的访问问卷,不依照固定的访问程序进行的访谈,鼓励受访者自由表达自己的观点。

无限总体 (Infinite Population)

总体中观察单位个数是不可数的,可视为"无限",称为无限总体。生物学、医学研究中的总体多为无限总体。

无限总体抽样 (Infinite Population Sampling)

在实际中,如果被研究的总体中涉及的某一正在进行的过程使得不可能列出或计数总体中的所有元素,那么,该总体通常视为无限总体。如满足如下两个条件即认为无限总体抽样:①每个个体都来自同一个总体;②每个个体被抽取是相互独立的。

无形成本 (Intangible Cost)

是指难以用市场价格直接表现的成本。对无形成本的估算,一是可以用间接迂回的方法加以量化,用价格形式表现出来;二是对难以量化的,应加以定性说明,供投资决策时通盘考虑。

无应答偏倚 (Non-response Bias)

是指研究对象中那些没有按照研究设计对被调查的内容予以应答者。某个特定样本中的无应答者的患病状况,以及对某一或某些研究因素的暴露情况与应答者可能不同,由此而产生的偏差简称为无应答偏倚。

洗脱 (Wash Out)

在交叉设计试验中,为对两种药物之间交叉作用进行规避,往往需要确保前一种药物治疗残留效果有一段逐渐褪去的空白期。

洗脱期 (Washout Period)

交叉设计的试验中,在不同治疗阶段之间增加一段间隔时间,以消除不同药物之间可能的交叉作用。

系统抽样(Systematic Sampling)

是将总体各单位按某种顺序排列、编号,而后从随机选择的第一个单位开始,按照相等的间距抽取样本单位的一种抽样方法。

系统追踪法(System Tracers)

评价者通过检查围绕共同目标的不同部门之间的协同工作情况,可以评估医院的组织系统功能是如何实现以及实现的程度。这种方法强调与医疗安全、优质服务、标准遵循相关的不同要素和部门的协作情况,以避免整个组织系统内的潜在漏洞,并促进治疗应用、感染控制、药物管理等关键主题的教育信息交流。

现场调查(Field Survey)

指针对研究人群,在研究现场所进行的、与研究目的相关的调查工作,是收集信息和资料的过程。

现场实验(Field Experiment)

又称社区随机对照试验,是指在社区(一定区域内的人群)或现场环境下进行的实验。该类型实验是以尚未患所研究疾病的人群作为研究对象。根据现场试验接受干预的基本单位不同,可分为个体试验和社区试验。个体试验是指接受干预措施的基本单位是未患所研究疾病的个体,而不是人群或亚人群;社区试验接受干预的基本单位是整个社区或者某一人群的各个亚群。

现患—新发病例偏倚(Prevalence-incidence Bias)

即奈曼偏倚,在现患病例(尤其是病程较长的病例)中,待研究的因素可能因患病而发生改变,使暴露和疾病的关联发生了倒置。凡因现患病例与新病例的构成不同,只调查典型病例或现患病例的暴露状况,致使调查结果出现的系统误差都属于本类偏倚。

限制(Restriction)

是指通过制定研究对象纳入和排除标准来控制某些因素对结果的干扰,即对各比较组研究对象的条件加以某种限制。

陷阱反应(Trap Response)

在捕获－再捕获试验中,带标记的动物因为曾被捕获可能会出现一些反应,从而使得被再次捕获的概率改变,包括陷阱畏缩和陷阱愉悦。

陷阱畏缩(Trap Shy)

在捕获－再捕获试验中,带标记的动物因为曾被捕获可能会出现一些反应,使得被再次捕获的概率减少,称为陷阱畏缩。

陷阱愉悦(Trap Happy)

在捕获－再捕获试验中,带标记的动物因为曾被捕获可能会出现一些反应,使得被再次捕获的概率增加,称为陷阱愉悦。

相对危险度(Relative Risk,RR)

也叫危险比或率比,是反映暴露与发病(死亡)关联强度的最有用的指标。RR表明暴露组发病或死亡的危险是非暴露组的多少倍。RR值越大,表明暴露的效应越大,暴露与结局关联的强度越大。

项目反应理论(Item Response Theory,IRT)

也称项目特征曲线理论,它以模型为测量基础,其特质水平的估计取决于个体的反应行为和所测项目本身的属性。项目反应理论研究的主要内容就是被试在所测验项目上的反应行为与测量所测的被试潜在特质之间的关系,意在可以指导项目筛选和测验编制。IRT是建立在潜在特质理论和项目特征曲线两个重要概念之上的现代心理测量理论。IRT是用来分析量表问卷调查数据的数学模型。这些模型的目标是来确定潜在特征(Latent Trait)是否可以通过测试问题被反应出来,测试问题和被测试者之间的互动关系,并指导条目筛选。IRT假设受试者存在一种"潜在特质",潜在特质常用测试总分作为这种潜力的估算。

项目监督(Program Monitoring)

对项目实施的主要和核心环节进行质控,将项目实施目标以及项目实施评价活动进行有效的连接,保证项目顺利完成。

项目评价技术(Program Evaluation and Review Technique,PERT)

是一种工作安排的管理方法,使用网络流程图明确管理原则、方法、资源配置、具体职责、成本花销、预期产出以及评价内容和方法等。

项目实施(Program Implementation)

根据需求评估确立项目活动的优先程度,并按照计划分步骤予以实施。项目管理者和评价者通常需要考虑实施程度、地点、时间和覆盖对象等与干预措施相关的主要要素。

项目特征曲线(Item Characteristic Curve,ICC)

是指被试在项目上正确作答概率对被试潜在特征水平的回归线。首先成功地被用来拟合这条 S 形曲线的函数是正态卵形函数,其表达式为:

$$P(\theta) = C + (1-C) \int_{-\infty}^{a(\theta-b)} \frac{1}{\sqrt{2\pi}} e^{-\frac{t^2}{2}} dt$$

目前,因为方便更多采用的是 Logistic 函数,其表达式为:

$$P(\theta) = C + \frac{1-C}{1+e^{-1.7a(\theta-b)}}$$

项目特征曲线是根据两种模型绘制的概率曲线,见下图。

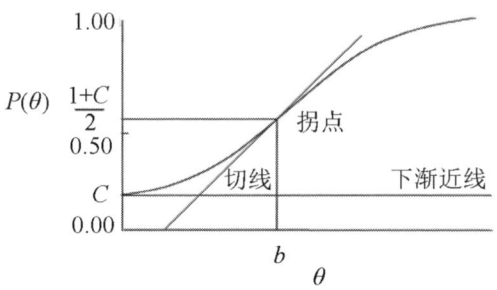

项目特征曲线示意图

其中 C 所代表的是 ICC 的下限,对于下限为 0 的 ICC 函数来说,b 所对应的是概率为 0.5 的测试者能力值。改变 b 会导致 ICC 的左右移动,但是不改变其形状。

当 b 值增加,会使 ICC 曲线向右移动(θ 值高的方向),这会引起在即使 θ 保持不变,但是答题正确率下降,亦即题目难度增加。在 b 点上,能力值微小的改变会造成最大的 P 值(回答正确率)变动。所以 a 体现的是该项目的最大区分度。

项目组织计划(Project Organizational Plan)

是指为保证工程项目的良好开展,项目有关人员的职位设置构架。包括组织领导、宣传动员群众、时间进度、调查员培训、业务分工与联系、经费预算、调查表格和宣传资料的准备,以及调查资料的检查制度等内容。

小组讨论法(Focus Groups)

又称焦点访谈法,指的是一种小组访谈的形式,源于精神病医生所用的群体疗法。目前的焦点小组一般由 8~12 人组成,在一名主持人的引导下对某一主题或观念进行深入讨论。焦点小组调研的目的在于了解和理解人们心中的想法及其原因。调研的关键是使参与者对主题进行充分和详尽的讨论。调研的意义在于了解他们对一种产品、观念、想法或组织的看法,了解所调研的事物与他们的生活的契合程度,以及在感情上的融合程度。焦点小组访谈法远不只是一问一答式的面谈。它们之间的区别也就是"群体动力"和"群体访谈"之间的区别。群体动力所提供的互动作用是焦点小组访谈法成功的关键;正是因为互动作用才组织一个小组而不是进行个人面谈。使用群体会议的一个关键假设是一个人的反应会成为对其他人的刺激,从而可以观察到受试者的相互作用,这种相互作用会产生比同样数量的人作单独陈述时所能提供的更多的信息。

效标(Criterion)

是指衡量测验有效性的外在标准,通常是指我们所要预测的行为。效标是与被试群体无关的外部客观标准,是明显无可争议的、统一规定的、不因测评对象群体性质的改变而变化的标准。效标既可是连续变量(如分数),也可是分类变量(如职业);既可是现成的指标(如产量、薪水),也可是人为设计的指标(如课堂测验);既可是主观评判,也可是客观测量。

效标效度(Criterion Validity)

是说明问卷得分与某种外部准则(效标)间的关联程度,用问卷测量得分与效度准则之间的相关系数表示。也称为准则关联效度(Criterion-related Validity)、经验效度(Empirical Validity)、统计效度(Statistical Validity)、实证效标。

效度系数(Validity Coefficient)

是指描述某种测量结果有效性程度的数量指标,即评价效度的数量指标,常用的效度系数是效标效度。

效果评价(Effectiveness Evaluation)

衡量规划、项目、服务机构经过实施活动所达到的预定目标和指标的实现程度,其目的是对项目计划的价值作出科学的判断。

效果指数(Index of Effectiveness,IE)

实际上就是两个率之比,即对照组发病率与试验组发病率之比。流行病学中最常用的一个指标就是相对危险度,如果在现场试验中,将试验组的干预看作为某种"暴露",那么效果指数反映的就是对照组相对于干预组发病的倍数,因此效果指数是相对危险度的倒数,从相反的方向反映干预的效果。用公式表示为:

$$IE = \frac{对照组发病率}{试验组发病率}$$

效能/功效(Power)

拒绝错误假设(即不正确的 H_0)的能力,通常记为 $1-\beta$。检验功效的意义是,当两个总体参数间存在差异时(如备择假设 H_1 为 $\mu \neq \mu_0$ 成立时,)所使用的统计检验能够发现这种差异(即拒绝 H_0 为 $\mu = \mu_0$)的概率。一般情况下要求检验功效应在 0.8 以上。同时,效能也是测算样本量必须要考虑的因素,决定了检测的有效程度。

效用(Utility)

在卫生服务领域,衡量健康结果或者健康状况的满意程度,常用的效用指标包括质量调整生命年(QALY)和伤残调整生命年(DALY),通常用 0 到 1 的区间进行测量。例如,由于实施某项卫生规划,挽救或者不同程度的延长了人的生命,由于不同个体延长的生存期质量不同,将不同生活质量的生存年数换算成生活质量相当于完全健康人的生存年数,即质量调整生命年,用效用值表示,范围为0~1,0表示死亡,1表示完全健康。

效应测量(Utility Measures)

又被称为前测效应,这是因为最初的度量或测试以某种方式提醒或对实验对象进行灌输,从而影响其对实验处理的反应。

协调系数(Coordination Coefficient)

设参与权重评估的专家数为 m,待评估的指标数为 n,协调系数反映 m 个专家对全部 n 个指标权重评估的协调程度(或一致程度)的指标,以 w 表示。一般协调系数在 0~1 之间,越接近 1 说明专家的意见越趋于一致。

信度比(Reliability Ratio)

在简单线性回归模型 $Y=\beta_0+\beta_x X+\varepsilon$ 中,自变量 X 的均值为 μ_x,方差为 σ_x^2,方程中的误差项 ε 是独立于 X 的,其均数为 0,方差为 σ_u^2。由于误差模型是可加的,而普通的最小二乘回归模型忽略了测量误差,因而对回归系数的估计值 β_x 是有偏的,即 $\beta_{x^*}=\lambda\beta_x$,使回归系数更趋近于 0,$\lambda$ 被称为信度比,计算公式为:

$$\lambda=\frac{\sigma_x^2}{\sigma_x^2+\sigma_u^2}$$

信息偏倚(Information Bias)

又称观察偏倚、测量偏倚,是指研究过程中进行信息收集时产生的系统误差。测量方法的缺陷、诊断标准不明确或资料的缺失遗漏等都是信息偏倚的来源。信息偏倚的表现是使研究对象的某种特征被错误分类。

行为危险因素监测(Behavioral Risk Factors Surveillance)

是针对公共卫生事件原因的监测。对一些没有确定于特定疾病存在因果关联的行为的监测,往往是为了探寻病因,而针对明确的行为危险因素监测,能对相关疾病或公共卫生事件的发生进行一定程度的预测。

行为性问题（Behavior Question）

用以测量调查对象在过去发生的或现在进行的某些行为和事件，如"您是否吸烟？""您是否参加了健康保险？"等。行为性问题是了解所研究事件的现象和过程的重要工具。通过这类问题可以掌握某些事物或某类行为的历史、现状、程度、范围和特征等多方面的情况。

行政区划法（Political Boundaries）

疾病的分布特征与一定地域空间的自然环境、社会环境等多种因素密切相关。疾病在不同地区的分布特征反映出致病因子在这些地区作用的差别，根本原因是疾病的危险因素的分布和致病条件不同所造成的。疾病的地区分布可采用行政区划法对资料进行归纳和分析。行政区划法简单易行，在世界范围内可按洲、区域、国家为单位，在一个国家可按省、市、县、乡等行政区域来划分。行政区划法可行性好，但是，有时人为划定的行政区域与自然环境因素的分布往往并不吻合，可能掩盖自然环境条件与疾病分布的内在生态关系。

形成性评价（Formative Evaluation）

对新项目整体或部分的一种过程评价方法，通过收集实施数据，在早期对项目或其组成部分进行必要的修正完善。形成性评价能够帮助项目管理者获得反馈信息并及时采取干预措施。

虚假关系（Spurious Correlation）

两个没有因果关系的变量，在一个或者多个变量的影响下，显示出统计学的联系。这种影响仅仅是统计学上的，并没有实质的因果关系。例如，在特定的医院或者诊所选择研究样本，由于有更多病情严重需要住院治疗的患者，基于此做出的结论往往是有偏倚的。

需要筛检人数（Number Needed to Be Screened，NNBS）

在为评价筛检效果而开展随机对照试验时，通常将研究对象随机分为筛检组和对照组,以目标疾病的死亡率作为结局测量指标,随访一定期限后,将对照组和筛检组的某病死亡率之差(绝对危险度降低,Absolute Risk Reduction,ARR)取倒数值,得到需要筛检人数。用公式表示为:

$$\text{NNBS}=\frac{1}{\text{ARR}}$$

需治疗人数(Number Needed to Treat,NNT)

即为了挽救一个病人免于发生严重的临床事件,需要治疗具有发生此类危险性患者的总人数。计算公式为:

$$\text{NNT}=\frac{1}{\text{ARR}}$$

式中:ARR为绝对危险度降低,ARR=对照组事件率-试验组事件率。

序列法(Ordinal)

是指所选答案具有不同程度的差异并排序。例如:您对社区卫生服务机构的总体评价如何?①很满意;②满意;③一般;④不满意;⑤很不满意。被访者可以从此类问题的答案中选出适合自己的答案,并且可以有不同程度的差别。

叙事分析(Narrative Analysis)

指将材料放置于自然情境之中,通过被访者编故事、讲故事的方式,生动逼真地对事件和人物进行描述和分析。这种叙事是特定社会、历史和文化语境的社会产物。每一个故事都是一个诠释装置,人们透过它而编织了自己以及自己和他们之间的关系。叙述结构可以采纳前因后果排列、时间流动序列、时空回溯、圆周反复等方式。叙述形式包括轮廓勾勒、片段呈现、个案分析等。

选题小组访谈(Topic Group Interview)

是一种经过改良的小组访谈方法,通过程序化的小组讨论寻找问题,并把所发现的问题按其重要程度排序,小组成员互不交谈,受他人影响较小;由于访谈过程和实施的程序化,使问题更加集中和明确,容易操作,得到明确的结论,针对性强。

选择偏倚(Selection Bias)

由于选入的研究对象与未选入的研究对象在某些特征上存在差异而引起的误差。这种偏倚常发生于研究的设计阶段。包括入院率偏倚(伯克森偏倚)、现患病例-新发病例偏倚(奈曼偏倚)、检出征候偏倚、无应答偏倚、时间效应偏倚等类型。

选择式登录(Selective Coding)

又称三级编码、核心式登录,指的是在所有已发现的概念类属中经过系统的分析以后选择一个"核心类属",分析不断地集中到那些与核心类属有关的码号上面。核心类属像是一个渔网的拉线,可以把所有其他的类属换成一个整体。在核心登录阶段,研究者应该经常问这些概念类属中是否可以概括出一个比较重要的核心,如何将这些概念类属串起来,组成系统的理论构架。核心类属找到后可为下一步理论抽样和资料收集提供方向。

选择式分析(Selective Analysis)

是指在类别中找到一个可以统领所有类别的类别,将所有的研究结果统一在这个类别的范围之内。

选择性筛检(Selective Screening)

按照筛检对象的范围分为整群筛检和选择性筛检。前者指在疾病患病率很高的情况下,对一定范围内人群的全体对象进行普遍筛查。如对35岁以上妇女作阴道细胞涂片筛检宫颈癌。后者是根据流行病学特征选择高危人群进行筛检。如对矿工进行矽肺筛检,对石棉工进行石棉肺、肺癌的筛检。

循环等距抽样(Loop Equidistant Sampling)

是等距抽样方法之一。当 N 为有限总体且不能被 n 整除,亦即 $k(k=N/n)$ 不是一个整数时,可将总体各单位按顺序排成首尾相接的循环圆形,用 N/n 确定抽样间隔 k,k 可以取最接近的整数,然后在第一段的 1 至 k 号中抽取一个作为随机起点,再每隔 k 个单位抽取一个观察单位,直至抽满 n 个观察单位为止。

循环效度(Circular Validity)

是指项目内容能否反应所要测量的特质,即项目内容与欲测内容的贴切性和代表性,反应项目内容能否达到测验目的,较好地代表所欲测量的内容和引起预期反应的程度。内容效度常以题目分布的合理性来判断,属于命题的逻辑分析。也称为内容效度、逻辑效度、内在效度。

压缩(Compress)

是一种通过特定的算法来减小计算机文件大小的机制。这种机制是一种很方便的发明,尤其是对网络用户,因为它可以减小文件的字节总数,使文件能够通过较慢的互联网连接实现更快传输,此外还可以减少文件的磁盘占用空间。

研究方案(Protocol)

是实施研究设计的系统步骤和流程。研究方案是研究小组在正式开展研究之前需要制订的研究工作计划,是如何进行课题研究的具体设想,是着手具体研究活动的框架。它初步规定了研究各方面的具体内容和步骤以及所需的研究方法。

研究效率(Study Efficiency)

在进行某研究时,取得的成绩与所用时间、精力、金钱等的比值。

验证性因子分析(Confirmatory Factor Analysis, CFA)

用来检验一个或多个因子与相对应的变量之间的关系是否符合研究者所设计的理论关系,通过结构方程模型进行分析。通常采用2个检验方法:①因子间的路径分析;②模型的拟合程度。评价指标有:①χ^2检验,一般用χ^2/df作为代替性参数。χ^2/df期望值是1,实际研究中多在2左右,一般认为模型与数据的拟合标准为$\chi^2/df<5$;②拟合指数:GFI(Goodness of Fit Index)、AGFI(GFI Adjusted for Degrees of Freedom)、RMSEA(Root Mean Square Error of Approximation)。拟合指标都在0~1之间,一般认为GFI、AGFI在0.9以上,RMSEA在0.08以下所拟合的模型就是一个好的模型。

阳性对照(Positive Control)

又称标准对照或有效对照,是临床上最常用的一种对照方法。此种对照设立的方法是以现行最有效或临床上最常用的药物或治疗方法作为对照,用以判断新药或新疗法是否优于现行的药物或疗法。应用时要注意,不能用对症或疗养性药物作为对照,也不能为了提高试验药物或疗法的效果而选用低效药物或疗法作对照。

样本(Sample)

是总体的一部分,它是由从总体中按一定程序抽选出来的那部分总体单位所组成的集合。如从某地6岁男童中随机抽取2000名测量身高,则2000名男童的就是样本。

样本大小/样本含量(Sample Size)

又称样本容量、样本例数,是指在抽样研究中,每个样本所包含的观察单位的数量。样本含量是研究设计的一个重要问题,它是研究设计中重复性原则的体现,即各样本的观察对象都应有足够的重复数(样本量)。在估计样本含量时,应注意克服两种倾向:某些研究工作者片面追求增大样本例数,认为样本例数越多越好,但样本含量过大会增加实际工作中的困难,不仅造成人力、物力和时间上的不必要浪费,还可能引入更多的混杂因素。另一种倾向是在科研设计中,忽视足够的样本含量,调查的样本例数过少,容易把偶然性或巧合的现象当作必然的规律性现象,所得的指标不够稳定,抽样误差大,用于推断总体的可靠性、检验效能也低。因此,在研究中要慎重考虑样本含量(或样本大小)的问题。样本含量的估计是在保证研究结论具有一定可靠性的条件下,确定最少的调查单位数。

样本率(Sample Rate)

是指在抽样研究中,由样本信息获得的某现象实际发生的频率或强度。计算公式为:

$$样本率 = \frac{某现象发生观察单位数}{可能发生某现象的观察位数} \times 100\%$$

药物利用评价(Drug Use Evaluation)

药物利用是指药品在社会上的销售、分布、处方及应用的情况,特别是由此引起的医疗、经济决策。药物利用评价是指经权威部门的批准和公众的认可,有组织、有进度的评价和分析用药模式是否符合规定标准,将评价结果用于用药模式的改进上,然后进行再评价、再改进,通过药物利用评价的连续实施,最终达到改善病人治疗质量的目的。

一次性访谈(One Time Interview)

又称为横向访谈,是指在同一时段对某一研究问题进行一次性收集资料的访谈,这种访谈需要一定的样本,被访者有一定的数量,访谈内容以收集事实性资料为主。

一级编码(Open Coding)

又称开放式登录,在分析资料初始阶段,研究者以开放的心态尽量"悬置"个人"偏见"和研究界"定见",将所有的资料按其本身所呈现的状态进行登录,是将收集的资料打散并赋予概念,再以新的方式重新组合的操作化过程,目的是从资料中发现概念类属,对类属加以命名,确定类属的属性和维度,然后对研究的现象加以命名及类属化。开放式登录过程开始时范围比较宽,随后不断地缩小范围,直至码号出现饱和。对资料进行登录时,研究者应该就资料的内容询问一些具体的、概念上有一定联系的问题,并要牢记自己的原初研究的目的,同时留有余地让那些事先没有预想到的目标从资料中呈现出来。

一致性(Consistency)

研究对象按照两种分类方法交叉分类,如果两种分类方法的分类数目、分类特征的排列顺序均相同,则两种分类方法分类特征相同,即为两种分类方法的一致性。

一致性检查(Consistency Check)

是数据逻辑一致性(Data Logical Consistency)的简称。数据一致性通常指数据值及数据值之间的逻辑关系是否正确和完整。通过 Epidata 的核查文件中使用 CONSISTENCYBLOCK 命令块,设置一批核查命令,则可在数据录入完毕后,检查数据库中已有数据的逻辑一致性如何,该过程仅需运行一次。

一致性检验(Consistency Test)

对两种分类方法分类结果一致性进行推断的一种统计方法。例如评价两个医务工作者对同一组病人的诊断结论的一致性。通常采用 Kappa 值作为评价一致性程度的指标,其取值最大为 1。一般认为 Kappa≥0.75 时,两者一致性较好;0.4≤Kappa<0.75 时,两者一致性一般;Kappa<0.4 时,两者一致性较差。

一致性系数(Coefficient of Concordance)

当 m 个观察者对 n 个事物进行成对排序比较时,测定这 m 个观察者的判断一致程度的系数 u,公式为:

$$u = \frac{8k}{m(m-1)(n-1)n} - 1$$

式中,k 是两两比较时判断一致的总数,如只有 2 个观察者,即 $m=2$ 时,一致性系数与等级相关的 Kendall's tau 相一致。

医学论文(Medical Papers)

是对医学科研工作的总结,是科研工作者研究结果的载体。同时,医学论文也是对医学实践的高度概括,有助于从感性认识上升到理性认识,有助于医学科研工作的深化。通过医学论文,可以交流和推广医学科研成果,促进医学科学进步,也为科研成果评价做好了准备,起到了承上启下的桥梁作用。

医学论文结构(Medical Paper Structure)

是医学论文的框架。当作者选定论文的主题后,分析归纳手中的资料,理出论点,并据此选出对各论点有支持力度的资料,使其条理化后支持论点。各论点的汇合能支持主题,这就是医学论文结构的确定过程。

医学现场调查(Medical Field Survey)

运用流行病学方法和其他方法,调查解决医学现场实际发生的各种公共卫生问题的方法学。

依从性(Compliance)

也称顺从性、顺应性,指病人按医生规定进行治疗、与医嘱一致的行为习惯称病人"合作";反之则称为非依从性。依从性可分为完全依从、部分依从(超过或不足剂量用药、增加或减少用药次数等)和完全不依从三类,在实际治疗中这三类依从性各占 1/3。病人对于具体用药的依从性,即为该具体药物的依从性。

遗留问题(Leftover Problem)

指本研究尚未解决的问题,并提出对今后的建议。

疑似病例(Possible Case)

根据某传染病所表现的临床症状和流行病学史进行诊断,而没有进行实验室检查,也就是医学上常用的临床诊断病例。如果被观察后确诊,则转为确诊病例。

以人群为基础的监测(Population-based Surveillance)

是指以特定人群为现场开展工作,监测特定疾病的动态变化。以人群为基础开展的监测,不仅可以是覆盖整个目标人群的常规报告监测,也可以是监测点或哨点监测,而且具有良好代表性的监测点监测。它能获得比较准确、可靠、及时的资料,其耗费更低、效率更高。许多行为危险因素的监测均是以人群为基础的监测。

以医院为基础的调查(Hospital Based Survey)

病例对照研究中病例与对照的研究对象来源于医院的现患病人、住院或门诊的病案,及出院记录的研究称为以医院为基础的调查研究。

易感性偏倚(Susceptibility Bias)

有些因素可能直接或间接影响观察人群或对照人群对所研究疾病的易感性,导致某因素与某疾病间的虚假联系,由此产生的偏倚称为易感性偏倚。

意向性分析(Intention-to-treat(ITT) Analysis)

是在实验流行病学研究中,无论患者实际采用哪种方案进行治疗,都按原定分组方案进行分析。即一旦受试者被确定分配到某一处理组后,处理组间的比较就建立在经随机分配的受试者接受处理后所出现的结果基础上进行的。根据意向性分析的原则,除需将所有具有有效试验结果的受试者包含在试验终点的结果分析中之外,还应包括经随机化分配的受试者因某些原因在接受一段时间试验而中止者,或者转移到另一种处理的受试者。对缺失值的处理采用了将最近一次观察结果结转到终点的方法,使各组在终点的受试者数与试验开始时一致,这种分析方法确保了随机化原则。

因果分析图(Cause-and-effect Diagram)

基于对实施质量的调查分析,以一种可视化的分析图确定问题可能的潜在因素及改进措施,由于分析图的形状亦称鱼骨图,见下图。

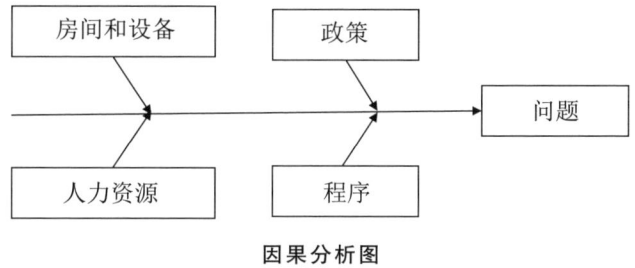

因果分析图

因果关系(Causality)

是指一个事件(原因)与后续事件(结果)之间的关系,其中,前一个事件导致后续事件的发生。因果关系也可以表示一组影响因素(原因)和现象(结果)之间的关系。任何对结果产生影响的因素均可称为影响因素。而没有中间因素直接影响结果的因素被称为直接影响因素。

阴性对照（Negative Control）

是指在实验研究中，没有暴露于研究因素和其他能产生相同效应因素，并且肯定不会出现预期结果的组。但是阴性对照并不等于空白对照，两者的区别在于，空白对照没施加处理因素，阴性对照施加了某种处理因素。

阴性似然比（Negative Likelihood Ratio，－LR）

是筛检结果的假阴性率与真阴性率之比。该指标表示错误判断阴性的可能性是正确判断阴性可能性的倍数。比值越小，试验结果是阴性时为真阴性的可能性越大。用公式表示为：

$$-\mathrm{LR} = \frac{\text{假阴性率}}{\text{真阴性率}} = \frac{1-\text{灵敏度}}{\text{特异度}}$$

阴性预测值（Negative Predictive Value）

筛检试验阴性者不患目标疾病的可能性。用公式表示为：

$$\text{阴性预测值} = \frac{\text{真阴性}}{\text{假阴性}+\text{真阴性}} \times 100\%$$

隐私（Privacy）

是一种与公共利益、群体利益无关，当事人不愿他人知道或他人不便知道的个人信息，当事人不愿他人干涉或他人不便干涉的个人私事，以及当事人不愿他人侵入或他人不便侵入的个人领域。在调查中涉及个人隐私问题不要直接提问，例如，"你家有多少存款？"等。由于这类问题具有敏感性，出现虚假回答和拒绝回答的比率比较高，因此，问卷的设计者或者避免此类问题，或者想办法降低问题的敏感性。对于敏感性问题，一般的处理方法包括以下几种：一是使问题适度模糊；二是转移对象；三是采用假定法。例如：

你家的存款在：A. 1万元以下　　B. 1万－2万元之间　　C. 10万元以上

隐私权（Right of Privacy）

是指自然人享有的私人生活安宁与私人信息秘密依法受到保护，不被他人非法侵扰、知悉、收集、利用和公开的一种人格权，而且权利主体对他人在何种程度上可以介入自己的私生活,对自己的隐私是否向他人公开,以及公开的人群范围和程度等具有决定权。隐私权是一种基本人格权利。隐私权的目标是保持人的心情舒畅、维护人格尊严。隐私权是一种人格权,是存在于权利人自身人格上的权利,亦即以权利人自身的人格利益为标的之权利,包括多种内容,如个人生活安宁权、个人生活情报保密权、个人隐私权、通讯秘密权等。

影响/效果评价（Impact Evaluation/ Effect Evaluation）

是指通过详细的数据分析,评估项目整体或部分完成目标的程度。评价结果通常与项目活动直接相关,并通过比较目标人群的不同样本结果进行验证。

影响评价（Impact Evaluation）

是评价特定干预措施所带来的变化,例如一个项目、计划或政策,包括预期的和非预期的变化。主要采用反事实分析,即已实际发生和假设没有这种干预可能发生的比较。影响评价是用来回答起因和效应的问题,也可以说是为了寻找由于研究计划而直接产生结果的变化。

应答率（Response Rate）

指在调查研究中,做出回答的调查对象占所有调查对象的百分比,即调查者实际调查的样本数与计划调查的样本数之比。

有差异错误分类（Differential Misclassification）

也称非均衡性错分,是指暴露或疾病的错误分类同研究分组有关,各比较组间存在差异。由于错误分类组间存在差异的偏向可能不同,所以造成高估或低估研究效应值。

有限总体（Finite Population）

如果一个统计总体包含的总体单位数为有限个,称为有限总体。

有限总体抽样（Finite Population Sampling）

是要求对有限总体的每一次观察（每一次抽取）都是一次随机试验,并且有和总体相同的分布。按这样的要求对总体观测（抽取）n次，称作容量为n的概率样本。

有限总体校正（Finite Population Correction）

用来描述样本均值的方差中的额外因子。当n个样本值是由容量为N的有限总体中无放回抽取时，这个方差为：

$$Var(\bar{x}) = \frac{\sigma^2}{n}\left(1 - \frac{n}{N}\right)$$

其中校正项为$1 - n/N$，$\bar{x}$为变量，σ为标准差。

有限总体校正系数（Finite Population Correction Factor, FPC）

采用简单随机抽样进行不重复抽样时，样本均值抽样分布的方差略小于重复抽样的方差，方差为：

$$\frac{\sigma^2}{n} \cdot \frac{N-n}{N-1}$$

其中$\frac{N-n}{N-1}$这一系数称为有限总体校正系数。

有效率（Effective Rate）

是指治疗有效例数占该治疗总例数的比例，是临床试验中用于评价某种药物或治疗方法效果的指标。它的计算公式为：

$$\text{有效率} = \frac{\text{治疗有效例数}}{\text{治疗的总例数}} \times 100\%$$

语义差异量表（Semantic Differential Scale）

又称语义分化量表，在社会学、社会心理学和心理学研究中，语义差异量表被广泛用于文化的比较研究、个人及群体间差异的比较研究，以及人们对周围环境或事物的态度、看法的研究等。语义差异量表以形容词的正反意义为基础，标准的语义差异量表包含一系列形容词和它们的反义词，在每一个形容词和反义词之间有约7~11个区间，我们对观念、事物或人的感觉可以通过所选择的两个相反形容词之间的区间反映出来。

预测效标(Predictive Validity)

是指测量工具得分与将来的效标间的相关。反映的是一个测量工具对个体将来的行为进行预测的准确性。一个测量工具预测的越准确,预测效度越高。

预调查(Trial Investigation)

问卷初稿设计完成后,不能直接将它用于正式调查,而通常选取几十个样本单位进行试调查。问卷试调查是检查问卷质量及提高问卷设计质量的一种行之有效且简便易行的好方法。已设计出的问卷在调查中可能会遇到设计人员没有想到的问题,进行预调查能及时发现问卷设计中的缺陷与不足,也能预测出问卷完成的时间长度,还可以测试问卷的信度和效度,设计人员可以根据预调查结果有针对性地对问卷进行补充和修改完善,之后即可经相关人员签字定稿,交付印刷。

预防性筛检(Preventive Screening)

依照筛检的目的分为治疗性筛检和预防性筛检。预防性筛检可以用于确定高危人群,并从病因学的角度采取措施,降低疾病的发病率,延缓疾病的发生,实现一级预防的目的。如筛检高血压预防脑卒中,筛检高胆固醇血症预防冠心病。

预评价(Pre-event Evaluation)

通过对照某些标准来判断观测结果,并赋予这些结果一定的意义和价值的过程称为评价。因为一个复杂系统常同时受到多种因素的影响,在综合考察多个有关因素时,依据多个有关指标对复杂系统进行总评价的方法称为综合评价。综合评价按照评价对象所处的阶段分为预评价、中期评价和终结评价。

预试验(Pretest)

是在正式实验之前,用标准物质或只用少量样品进行实验,用以探索得出最佳的实验条件,为正式实验打下基础。也可指在临床实验之前在动物身上的实验。

预先设定主题(Priori Issue)

是指在开展调查研究之前,按照研究目的和研究内容提前拟定的研究主题,以确保调查研究的顺利进行。

源人群(Source Population)

根据研究目的确定的研究对象的来源人群。在病例对照研究中,根据病例可以确定病例的源人群,对照应当是从该源人群中抽取,代表整个源人群而非未患病的人群。

约登指数(Youden's Index)

也称正确指数,是灵敏度和特异度之和减去1。指数范围介于0～1之间。表示筛检方法发现真正病人与非病人的总能力。指数越大,其真实性越高。用公式表达为:

$$正确指数 = (灵敏度 + 特异度) - 1$$
$$= 1 - (假阴性率 + 假阳性率)$$

扎根理论(Grounded Theory)

格拉斯和斯特劳斯(Glazer & Strauss)于1967年提出的理论,这一理论将实证研究和理论建构紧密联系起来,提供了一整套从原始资料中归纳、建构理论的方法和步骤,使研究人员可以通过系统的分析方法对实证资料进行分析归纳来发展概念和建构理论,连接了实证研究与理论建构之间的鸿沟,为质性研究提出了具体的研究策略和分析程序。在20世纪70年代带来了质性研究的一场革命,成为质性研究基石性的方法论。

真实分数(True Score)

在测量学上称真分数,是在理论上构想出来的抽象概念,指某种测量工具在测量没有误差时所得到的真值。在实际操作过程中真分数是经过无数次测量所得的平均值,即一个被试对象经过多次(理论上无限多)平行测验所得结果的平均值。

真实性(Validity)

亦称效度,参见"准确度"。

真实验(True Experiment)

实验研究是将研究人群随机分为实验组和对照组,研究者对实验组人群施加某种干预措施后,随访并比较两组人群的结局,以判断干预措施效果的一种实验性研究方法。一个完全的实验必须具备下列四个基本特征,具备这四个基本特征的实验称为真实验。①它是前瞻性研究,即干预措施后,必须随访追踪研究对象一段时间后,才能得到结局资料。这些研究对象虽然不一定从同一天开始,但必须从一个确定的起点开始随访追踪;②实验流行病学研究必须施加一种或多种干预措施,可以是预防某种疾病的疫苗、治疗某病的药物或其他干预的方法措施等;③研究对象必须是来自一个总体的随机抽样人群,并在分组时采取严格的随机分配原则;④必须有平行的实验组和对照组,要求在开始实验时,两组在某些非研究因素方面保持均衡,即具有可比性,这样实验结果的组间差别才能归之于干预措施的效应,提高研究结果真实性。

真阳性率(True Positive Rate,TPR)

即实际有病而按该筛检试验的标准被正确地判为有病的百分比,又称敏感度(Sensitivity,SEN)。它反映筛检试验发现病人的能力。用公式表达为:

$$TPR = \frac{A}{A+C} \times 100\%$$

其中,A:预测为阳性,真实为阳性。C:预测为阴性,真实为阳性。

真阴性率(True Negative Rate,TNR)

即实际无病按该诊断标准被正确地判为无病的百分比。它反映筛检试验确定非病人的能力。用公式表达为:

$$TNR = \frac{B}{B+D} \times 100\%$$

其中,D:预测为阳性,真实为阴性,B:预测为阴性,真实为阴性。

诊断怀疑偏倚(Diagnostic Suspicion Bias)

由于研究者事先了解研究对象对研究因素的暴露情况,怀疑其已患某病,或在主观上倾向应该出现某种阳性结果,于是在诊断或分析时,倾向自己的判断。

如对暴露者或实验组进行非常细微的检查,而对非暴露者或对照组则不然,从而使研究结果出现偏差。由此而造成的偏倚称为诊断怀疑偏倚。

诊断性研究(Diagnostic Study)

指应用各种实验、影像等方法对病人进行检查,以对疾病做出诊断的研究,即应用一定的诊断方法把前来就诊的人区分为患某病的病人和不患该病的病人,并对确诊的病人给予相应的治疗。诊断性研究要求,选择适宜的金标准做比较,选择一定数量、具有代表性的研究对象,采用盲法收集研究结果,评价分析诊断性研究的真实性、可靠性,掌握诊断性研究的评价原则。

诊断准确性研究报告标准(Standards for Reporting of Diagnostic Accuracy,STARD)

该标准是为了改进诊断准确性研究报告质量而发起的,通过建立一个科学、规范、循证的报告标准,使得读者能够通过完整、准确的报告评价研究结果的内部有效性(潜在偏倚)和外部有效性(适用性),包含了一个由 25 项条目组成的清单和一个反映研究设计的流程图,是目前权威的诊断试验准确性研究报告模板。

整群抽样(Cluster Sampling)

是首先按照某种特征把总体分成若干个"群",如按照行政区域、功能单位划分等,随机抽取其中一部分群作为观察单位组成样本进行调查的抽样方法。应用整群抽样时,要求各群有较好的代表性,即群内各单位的差异要大,群间差异要小。

整群筛检(Mass Screening)

在疾病患病率很高的情况下,对某一人群进行普遍的检查,筛检对象是该人群的整体。

症状监测(Syndromic Surveillance)

又称为综合症监测或症候群监测,是指通过长期、连续、系统地收集特定临床症候群或与疾病相关现象的发生频率,从而对某类疾病的发生或流行进行早期探查、预警和作出快速反应的监测方法。常用的症状监测主要有流感症状(咳嗽、喷嚏等)监测、发热监测、腹泻监测等。症状监测不依赖特定的诊断,是强调非特异症状为基础的监测。所监测的内容,不仅有临床症状(如发热、腹泻、呼吸道症状等),还包括许多与疾病相关的现象,主要有:医院急诊室或门诊病人就医情况、药店非处方药的销售情况、医疗相关用品的销售量、学校或单位的缺勤率和动物患病或死亡情况等症状的分类,对症状的诊断是症状监测系统的基本组成部分。目前更多的呼吸道症状、胃肠道症状、皮肤症状、神经系统症状已被不断地用于症状监测。

知情权(Right to Know)

是指知悉、获取信息的自由与权利,包括从官方或非官方知悉、获取相关信息。随着知情权外延的不断扩展,知情权既有公法权利的属性,也有民事权利的属性,特别是对个人信息的知情权,是公民作为民事主体所必须享有的人格权的一部分。狭义知情权仅指知悉、获取官方信息的自由与权利。

知情人(Insider)

是指那些拥有特殊的知识信息并且愿意向访谈者提供信息的人。知情人可能是政治上特别重要的,如地方领导、宗教领袖、当地老年人和有威信的人;也可能是对某种事件特别有经历的人,如刚刚接受过某种卫生服务的人。

知情人交谈/采访(Key Informant Interview)

亦称个人深入访谈,是指一个访谈者与一个被访者面对面地进行交谈。被访者有时也被称为重要知情人。与其他方法相比,最大特点是通过交谈获取资料,可以作为搜集研究所需资料的主要方法,也可以作为辅助方法去验证或补充其他方法获得的资料。它适用于研究较复杂的问题,或对问题进行深入的探索。

知情人物访谈(Informed Person Interview)

要根据不同的调查目的来确定和选择知情人,如要了解孩子的疾病情况,孩子的母亲、奶奶都可能是知情人;了解医疗机构分布情况,当地卫生部门的领导是最好的知情人。

知情同意(Informed Consent)

是指通过赋予医疗机构及其医务人员相应的告知义务,使患者在了解自己将面临的风险、付出的代价和可能取得的收益的基础上自由做出选择,从而维护患者的利益,改变患者相对弱势地位。

直接成本(Direct Cost)

是指直接用于生产过程的各项费用。某一时期(如一年)的直接成本总额随产量的变化而变化,且随产量的增加大体上成正比增加,故直接成本又称为可变成本。虽然直接成本的总额随产量变化,但在一定的产量范围内单位产品的直接成本基本上是常数。

直接访谈(Direct Interview)

是指访谈者与被访谈者进行面对面的交流。这种访谈既可请被访谈者到访谈者安排的地方进行访谈,也可以由访谈者深入实地与被访谈者交谈。

直接观察法(Direct Observation Method)

由调查人员到现场对调查对象进行直接观察、检查、测量或计数取得的资料。直接观察法取得的资料比较真实可靠,但所需人力、财力较多。一般来说对于客观指标的测量、临床检查等可采取直接观察法,如儿童身高、体重的测量等。

直接因果联系(Direct Cause Association)

指病因链(网)上的终末环节,不明原因疾病的处置应当以确定直接病因为最高目标,因为只有针对直接病因采取措施才是最有效的防控措施。但是一次研究有时不能明确事件的真正原因,往往提供的是病因线索。同时,直接原因的探索随时间的推移不断深化,事件的因果关系在不断深化的研究中越来越清晰,对直接病因的探索也永无休止。

直线等距抽样(Linear Systematic Sampling)

是等距抽样方法之一。将总体分成 k 段(k=N/n),首先,从第一段的 1 至 k

号观察单位中随机抽取一个观察单位,然后每隔 k 个单位抽取一个观察单位,直到抽足 n 个观察单位为止,这 n 个观察单位就构成了一个随机起点的等距样本。这种方法能够保证总体中各个观察单位具有相同的概率被抽到,但是,如果总体存在周期性变化,随机起点单位处于每一段的低端或高端,会导致其后抽到的观察单位都处于相应段的低端或高端,从而使抽样出现偏低或偏高的系统误差。

职业暴露队列(Occupational Exposures Cohort)

因为某些职业中长期存在特殊暴露因子,因而该人群中某些特殊疾病的发病率远高于一般人群,这些职业人群可以作为暴露组来研究暴露因子与疾病的关系。

指示变量(Indicator Variable)

是量化了的品质变量。在分析中,定性变量一般需要转换成指示变量后才能分析。

指示性—报道性摘要(Indicated Reported Abstract)

以报道性摘要的形式表述论文中价值最高部分内容,其余部分则以指示性摘要形式表述。

指示性摘要(Indicated Abstract)

仅介绍要点与范围,但不涉及方法、结果和讨论。

指数(Index)

是根据研究目的和各门专业计算出来的一种特定的相对数,其定义有广义和狭义之分。广义的指数是用来测定一个变量(或一组变量)对某个(或某些)特定变量值大小的相对数,即各种相对指标都可称为指数;狭义的指数是用来反映那些不能直接相加的各种事物组成的某种现象或结果的综合变动的相对数。

质量保证(Quality Assurance,QA)

在卫生服务提供中发现问题、并设计和实施解决问题的系统行为。在卫生统计学中,通常指通过收集、处理和分析数据保证或者提高数据可信性和有效性的程序或方法。

质量分组(Quality Grouping)

资料整理通常按照类别进行归纳汇总,因此要把性质相同的观察单位合并在一起,把性质不同的观察对象分开,将组内的共性、组间的差异性或相似性显示出来。整理资料时,可以按分组因素的性质来分组,如观察单位按性别、职业等分组。

质量控制(Control Quality)

任何研究总是期望对总体做出客观、可靠、真实的评价,但在调查实施的全过程中调查结果随时有可能受到干扰和影响而偏离实际情况。质量控制就是确保获取准确数据的前提,避免和减少误差,使调查的结果能反映调查对象的真实情况。

质量评价(Measuring Quality /Quality Assessment)

是管理和提高服务及项目实施质量的重要手段,通常包括技术和组织管理两个层面。项目评价最早由 Donabedian 提出,主要包括结构评价(Structural Measures)、过程评价(Process Measures)和结果评价(Outcome Measures),Donabedian 模型对后续质量提高工作起到了深远影响。

(1)质量评价:评价与质量相关的投入和资源,如员工的数量和水平、专业技术能力、设备配备、同行评议及外部资格鉴定等。

(2)过程评价:评价项目过程是否与方案目标一致,如是否对儿童和老年人等高危人群提供流感疫苗接种服务。

(3)结果评价:评价项目实施的主要产出,如患者健康水平及满意度的变化。

质量提高(Quality Improvement,QI)

亦称连续质量评价、质量管理或总体质量管理,是指在医务人员、患者及家属、研究者、支付方、决策者及健康促进人员等共同和持续的努力下,提高患者健康产出,完善卫生服务系统和提高专业服务水平。质量提高方法主要集中回答3个问题,即"我们在做正确的决定吗""我们做的决定是正确的吗"以及"我们如何保证第一次并且每次都做正确的决定"。

质性访谈(Qualitative Interview)

聚焦于讨论范围狭窄的话题并且尝试去了解这些话题的细节,寻求深度、细节和丰富程度。为了达到这种程度的细节、深度和集中,研究者设计出主要问题、探测性问题和追踪问题。主要问题使得谈话在一个特定的题材上进行,并且确保覆盖了全面的主题;探测性问题则是获取更多深度和细节并且鼓励谈话伙伴继续的标准化方式;而后通过追踪问题鼓励被访者更详细地阐述他(她)之前谈到的那些研究者认为重要的内容,由此探讨(谈话中的)关键词、观点和主题。

治疗性筛检(Therapeutic Screening)

依照筛检的目的分为治疗性筛检和预防性筛检。治疗性筛检可以帮助识别疾病的早期阶段,帮助了解疾病的自然史,揭示疾病的"冰山现象"。如我国开展的子宫颈癌机会筛检,目的是发现宫颈上皮内瘤变者(子宫颈癌早期),给予手术治疗,达到对子宫颈癌早期治疗。

秩和比(Rank Sum Ratio,RSR)

指行或列秩次的平均值,是一个非参数统计量,具有0~1连续变量的特征。在综合评价中,秩和比综合了多项评价指标的信息,表明多个评价指标的综合水平,RSR值越大越优。

置信系数(Confidence Coefficient)

即在抽样中对总体参数做出估计时,由于样本的随机性,其结论总是不确定的。因此,采用一种概率的陈述方法,也就是数理统计中的区间估计法,即估计值在一定允许的误差范围以内估计总体参数,其相应的概率有多大。

终止时间(End Time)

是指整个研究工作截止的时间,也即预期可以得到结果的时间,终止时间直接决定了观察期的长短,而观察期长短是以暴露因素作用于人体至产生疾病结局的时间,即潜隐期为依据的,另外,还应考虑所需的观察人年数。要在这个原则的基础上尽量缩短观察期,以节约人力、物力,减少失访。观察时间过短,可能得不出预期的结果;但追踪时间越长,失访率越高,消耗越大,结果可能也受影响。

种子数(Seed Number)

计算机所产生的随机数是通过一串很长的序列数模拟随机数,故称为伪随机数,在实际应用时,这些随机数一般都能具有真实随机数的所有概率性质和统计性质,因此可以产生许多序列伪随机数,一个序列的第一个随机数就称为种子数。

重点抽样(Intensity Sampling)

寻找对所研究的问题能提供丰富信息的案例,选取这些案例可以更好地说明所要研究的现象,但这些案例并非极端案例,如访谈时选择知情人就是一种重点抽样;研究小儿肺炎时选取刚生过肺炎的病例也是一种重点抽样。

周期性(Cyclic Variation/Periodicity)

是指疾病频率按照一定的时间间隔,有规律的起伏波动,每隔若干年出现一个流行高峰的现象。

轴心登录(Axial Coding)

又称二级编码、关联式登录,以扎根理论分析访谈资料时,轴心登录的主要任务是发现和建立概念类属之间的各种联系,以表现资料中各个部分之间的有机关联。这些联系可以是因果关系、时间先后关系、语义关系、情境关系、相似关系、差异关系、对等关系、类型关系、结构关系、功能关系、过程关系、策略关系等。在轴心登录中,研究者每一次只对一个类属进行深度分析,围绕着这一个类属寻找相关关系,因此称之为"轴心"。随着分析不断深入,有关各个类属之间的各种联系变得越来越具体。考虑这些概念类属本身之间的关联,要探寻表达这些概念类属的被研究者的意图和动机,将言语放到当时的语境以及他们所处的社会文化背景中考虑。概念类属之间的关系建立起来后要分辨其中什么是主要类属,什么是次要类属。可以通过比较的方法把它们之间的关系联结起来。所有的主从类属关系都建立起来后,可以在对各种类属关系进行探讨以后,建立一个以行动取向或互动取向为指导的理论建构雏形。

轴心式分析(Axis Analysis)

着重发现和建立类别之间的各种联系,例如时间关系、语义关系、因果关系等。

主动监测(Active Surveillance)

是指根据特殊需要,上级部门专门组织调查收集资料。我国的免疫接种率检测、为修正传染病报告监测数据所开展的传染病漏报调查以及对某些重点疾病(如不明原因发热)或某些行为因素(如吸烟)的监测活动,多属于主动监测范畴。

主动随访(Active Follow-up)

是随访的主要形式,虽然直接向医生了解的信息比向病人了解的信息精确、专业、具有特异性,但直接向病人了解可以保证高应答率,以任何形式通过直接联系病人达成的随访称为主动随访。

主动性筛检(Active Screening)

是指通过有组织的宣传介绍,动员群众到筛检服务地点进行检查。例如某医院开展的"鼻咽癌社区综合防治示范区"项目中,动员社区内 40 岁以上的居民到医院接受血清抗 EB 病毒抗体检测。

主观评价法(Subjective Estimate Method)

即设计好的问卷初稿分别送给该领域的有关专家、研究人员以及典型调查者,请他们直接阅读和分析,并根据他们的经验和认识对问卷进行评论,提出修改意见。有条件时,最好同时采用主观评价法和客观检查法。先用主观评价法,进行一次修改,再用客观检查法,进行再一次修改,并通过效度和信度检验来评价问卷的质量。

主观障碍(Subjective Obstacle)

即由调查对象心理上和思想上对问卷产生各种不良反应所形成的障碍,它们包括:①畏难情绪:当问卷内容太多,问卷中的开放性问题,特别是需要花较长时间思考、回忆、回答的问题太多时,这种不良反应最容易产生;②顾虑重重:这是一种担心如实回答会给自己带来不利的影响,会有损于切身利益的心理反应。当问卷调查的内容越敏感,这种心理反应就会越容易产生;③漫不经心:当调查者在设计问卷的说明信时,对问卷调查的目的、意义以及调查对象如实填写问卷的重要性和作用说明不够,则容易使调查对象产生这种心理反应;④毫无兴趣:调查对象认为调查内容与自身利益毫不相关。

主题采访(Topic-focused Interview)

是定性研究中的一种访谈形式,指针对某一主题,采访者与被访谈者互动交流,详细了解一个或者一组被访者对该主题的看法、观点、信仰和对该主题的态度、想法等。

主题抽提分析(Subject Extraction Analysis)

适用于访谈资料的分析。分析步骤包括:反复阅读、理解并熟悉访谈转录资料;形成初始编码;通过对初始编码的对比和分析,结合原文,把编码进行归类,抽取出副主题,并进而形成主题。

主题框架分析法(Thematic Frame Work Analysis)

是一种建立在表格基础上的分析方法,主题框架分析法确保了资料整理和分析过程的严密性和透明性,兼顾了科学性和可操作性,故被认为是目前较成熟的定性资料分析方法,已被广泛应用于政策或项目的评估分析。主题框架分析法主要包括资料的整理和分析两步。

主题内容(Subject Content)

是指调查者最关注的内容,同时也是本次调查的目的所在,它是问卷的主体部分。这部分内容主要以提问的方式出现,它的设计关系到整个调查的成败。由于研究目的不同,调查内容千差万别,研究者可根据自己的研究目的和内容等选择适宜的问题类型开展调查。

主效应(Main Effect)

是一个因素水平之间的均数差异,是因素不同水平设置对效应造成的差异。

专家个人判断(Expert Personal Judgment)

指分别征求专家个人意见,在专家各自单独给评价因子的相对重要性打分的基础上进行统计处理,以确定各因子的权重。该法的主要优点是专家打分时不受外界影响,没有心理压力,可以最大限度地发挥个人创造能力;主要缺点在于仅凭个人判断,易受专家知识深度与广度的影响,难免带来片面性。

专家会议(Expert Meeting)

亦称专家咨询法,是以专家为研究对象,收集研究信息。具体过程是请专家运用自己的知识和经验,对某些事件进行分析综合,找出其中的规律,并将专家的意见进行汇总。常用的专家咨询法有专家预测法、德尔菲法、头脑风暴法等。

专家积极程度(Experts Positive Extent)

是以每轮专家咨询问卷的回收率来反映,一般回收率应该不低于70%,回收率越高,表示专家的积极程度越好。

专家评估信度法(Rater-expert Reliability)

是指为了衡量评价专家的信度高低,可随机抽取若干份测验卷,由多位评分者按评分标准分别给分,然后再根据每份测验卷的两个分数计算相关,即得专家信度评估。

专家权威程度(Experts Authority Level)

以权威系数来表示,权威系数(Aa)是专家的判断系数(Ai)和熟悉程度系数(As)的算术均数,即 Aa=(Ai+As)/2。其中,判断依据(Ai)是专家水平及其打分的判断依据,熟悉程度(As)是专家对问题的熟悉程度。权威系数(Aa)一般应不低于0.7,其值越大说明专家的权威程度越高。

专家意见的协调程度(Coordination of Expertise)

又称专家意见一致性,反映专家意见的收敛情况,包括专家意见协调系数、变异系数、协调系数及其卡方检验等分析内容。

专题调查研究报告(Special Investigation Report)

围绕某个问题撰写的,可以是典型经验、专题情况、新生事物、历史事件或存在的问题等。专题调查研究报告主题鲜明、材料具体、针对性强,且具有很强的说服力。

专题小组访谈法(Focus Group Discussion)

是一种定性研究方法,一般由 8~12 人组成,在一名主持人的引导下对某一主题或观念进行深入讨论,访谈中可观察到访谈对象之间的相互作用,有助于激发人们的思考,比单独面谈提供更多的信息。

准确度(Accuracy)

在现场调查过程中,为了保证调查数据的质量,需采取质量控制措施。评价数据质量的指标有准确度与精确度。准确度是衡量测量值与真值的接近程度的指标,指在一定条件下多次测定的平均值与真值相符合的程度,以系统误差的大小来表示。测量的准确度高,是指系统误差较小,这时测量数据的平均值偏离真值较少,但数据分散的情况,即偶然误差的大小不明确,需用精确度评价。

自变量(Independent Variable)

能够影响其他变量变化的变量叫作自变量。例如若 Y 随 $x_1,x_2,\cdots,x_n$ 的改变而改变,则 $x_1,x_2,\cdots,x_n$ 即为自变量。在研究中自变量通常为影响因素。

自然景观法(Natural Boundaries)

疾病的地区分布依据山区、平原、湖泊、河流、草原及森林等自然边界或空间范围来收集和归纳资料。这种方法能够比较好地揭示自然环境与疾病地区分布的关系,并能反映当地居民共同或独特的文化传统、风俗习惯和遗传背景的作用,以突显致病因子的作用,但这种方法的资料来源和调查实施的可行性较差。

自身对照(Reflexive Control)

是在实验前、后两阶段的各项相关数据,分别作为对照组和实验组的结果,并进行统计学处理的对照组设立方式。

自填调查表(Self-administrate Questionnaire)

是将问卷交到被调查者手中,由被调查者自行填写的一种调查问卷。

自由式(Free Type)

是指将问题设计成开放式问题,被访者可自由回答,多用于一些不太清楚的问题做探索性的调查,也可以对某些问题做深入调查。例如:请您提出开展社区卫生服务工作的最重要的前五位困难。

自助再抽样(Bootstrap Resampling)

是一种利用样本数据重抽样模拟来进行统计推断的方法。通过从原始数据 $X=(x_1,x_2,\cdots,x_n)$ 中进行 n 次有放回抽选 n 个数据,则得到 bootstrap 重抽样样本 $X^*=(x_1^*,x_2^*,\cdots,x_n^*)$。在一次重抽样过程中,原始个体数据可能没有被采集到,也可能被采集多次。

综合个案(Comprehensive Case)

对某一个体、某一群体或某一组织在较长时间里连续进行调查,从而研究其行为发展变化的全过程形成一个个案,将几个个案连成一体,从而组成综合个案。

综合评分法(Comprehensive Scoring Method)

是建立在专家评分法基础上的一种综合评价方法。首先,根据评价目的及评价对象的特征选定必要的评价指标,逐个指标定出评价等级,每个等级的标准用分值表示,然后以恰当的方式确定各评价指标的权重,并选定累积总分的方案以及综合评价等级的总分值范围,以此为准则,对评价对象进行分析和评价,以决定优劣取舍。

综合性抽样调查(Multi-subject Sample Survey)

是抽样调查的一种,它通过多个属性从全部调查研究对象中抽选一部分单位进行调查,并据以对全部调查研究对象做出估计和推断的一种调查方法。

总结性评价(Summative Evaluation)

是对项目整体或部分结果进行整体效果评价的一种产出评价方法,通常用于项目总结和效果评估阶段。如在项目实施过程中进行阶段总结性评价,将会为完善项目提供更有利的依据和价值。

总体率(Population Rate)

某一研究总体中,某现象发生的频率或强度,用 π 表示。

总体率估计(Population Rate Estimation)

是由样本率估计总体率,包括点估计和区间估计。点估计是直接用样本率的值作为总体率的估计值,区间估计是按照一定的置信度通过样本率求出总体率的可能范围。当样本含量 n 较小或样本率 p 接近 0 或 1 时(如 $n \leqslant 50$),可用查表法直接获得总体率的置信区间;当 n 较大,$np>5$ 且 $n(1-p)>5$ 时(如 $n>50$),可用正态近似法计算总体率的置信区间。

纵向研究(Longitudinal Study)

亦称队列研究、追踪研究,是指在一段相对长的时间内对研究对象进行连续动态的研究。

最大差异抽样(Maximum Variation Sampling)

是指被抽中的样本所产生的研究结果将最大限度地覆盖研究现象中各种不同的情况。如果研究现象异质性很强,抽取少数几个案例,难以反映现象全貌。在这种情况下,可以先找出现象中具有最大异质性的特点,以此为标准筛选研究对象。这么做的主要目的是了解差异分布状况事物的某一个特点有何种同质或异质的表现。

最小成本分析(Cost Minimum Analysis,CMA)

用于两种或多种药物治疗方案的选择,虽然只对成本进行量化分析,但也需要考虑效果。最小成本分析指在结局的产出或效果和效用没有差别的情况下,来比较不同措施的成本,成本最小的措施优先考虑的分析方法。

最优分配(Optimum Allocation)

同时按照总体各层观察单位数 N_i 的多少和标准差 σ_i 的大小来分配各层的观

察单位数。

$$均数抽样时，n_i = n \frac{N_i \sigma_i}{\sum N_i \sigma_i}$$

$$率的抽样时，n_i = \frac{N_i \sqrt{\pi_i(1-\pi_i)}}{\sum N_i \sqrt{\pi_i(1-\pi_i)}}$$

式中 σ_i 为总体第 i 层的标准差(参数)，σ_i 一般根据以往经验、文献资料或预调查来估计。

最优分配分层随机抽样(Optimum Allocation in Stratified Sampling)

在分层随机抽样中，按总体各层观察单位数 N_i 的多少和标准差 σ_i 的大小分配各层的观察单位数，称为最优分配分层随机抽样。

遵循研究方案分析(Per-protocol(PP) Analysis)

是在实验流行病学研究中，只对实验依从的人进行分析，而剔除了不依从者。这些对实验依从的人也称为"有效病例"或"可评价受试者"，通常遵循研究方案分析会过高地估计试验的疗效。

Aickin 一致性系数(Aickin's Measure of Agreement)

是由 Aickin 对 Kappa 系数进行了校正，也称为 Aickin's α 系数。在临床诊断为多分类结局(1,2,…,n)的研究中，用于评价两个临床医生(R 与 c)诊断的一致性程度，计算公式为：

$$\alpha = \frac{\sum_{jk} d_{jk} \pi_{jk} - \sum_{jk} d_{jk} \pi_r(j) \pi_c(k)}{1 - \sum_{jk} d_{jk} \pi_r(j) \pi_c(k)}$$

式中 $\pi_r(j)$ 与 $\pi_c(k)$ 分别为两个医生诊断为某类别的概率分布，π_{jk} 为第一个医生做出 j 类诊断，第二个医生做出 k 类诊断的联合概率，$j=1,2,\cdots,n, k=1,2,\cdots,n$，$d_{jk}$ 为根据第 j 类和第 k 类之间的自由度对交叉表的每一个格子概率进行加权的权重，且 $0 \leqslant d_{jk} \leqslant 1$。

Cochran 卡方(Cochran Chi-square)

在调查问卷的信度分析中，当条目的答题选项为二分类变量时，采用 Cochran

卡方检验比较被试内部 k 个条目间的测量值的差异是否具有统计学意义。Cochran 卡方值为被试内部条目测量值间的离均差平方和与被试内部总变异（包括条目测量值与误差）的均方之比。

FOCUS-PDCA 模型（FOCUS-PDCA Model）

用于推进完善实施程序和质量的模型，由每一步行动的第一个英文字母组成，见下图。

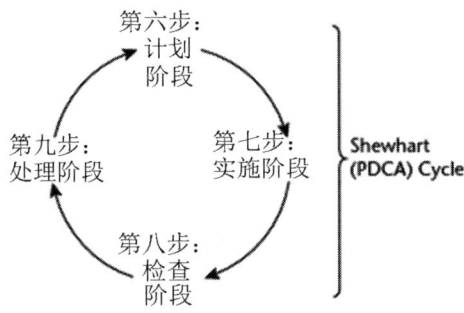

FOCUS-PDCA 模型图

Friedman 卡方（Friedman Chi-square）

在调查问卷的信度分析中，当条目的答题选项为等级类型时，采用 Friedman 卡方检验比较被试内部 k 个条目间的测量值的差异是否具有统计学意义。Friedman 卡方值为被试内部条目测量值间的离均差平方和与被试内部总变异（包括条目测量值与误差）的均方之比。

Kappa 系数(Kappa Coefficient)

在调查研究中,由于种种原因,如调查对象的错误应答以及调查者的测量误差等,使调查结果偏离真实情况。因此,在进行了一次调查之后,研究者常常会对其中部分对象进行重复调查,通过评价两次调查结果的一致性来反映调查质量。如调查结果是二分类变量或等级变量,可使用 Kappa 系数作为评价该类指标间一致性程度的指标。其计算公式为

$$\text{Kappa} = \frac{p_A - p_e}{1 - p_e}$$

式中 p_A 为实际一致率,$p_A = \frac{\sum A}{N}$,N 为总例数,$\sum A$ 为实际观察一致数;p_e 为期望一致率,即两次测量结果由于偶然机会所造成的一致率,$p_e = \frac{\sum T}{N}$,$\sum A$ 为列联表主对角线上实际值的和,$\sum T$ 为列联表主对角线上各元素对应的期望值的和。

Kappa＝1,说明两结果完全一致;Kappa＝－1,说明两次结果完全不一致;Kappa＝0,表明观察一致率完全由机遇所致。其参考评价标准为:Kappa≥0.75 时表示两次结果一致性较好,0.40＜Kappa＜0.75 时表示一致性中等,0＜Kappa≤0.40 时一致性较差,Kappa＜0 说明两次检查结果很不一致,在实际应用中意义不大。

Kendall 和谐系数(Kendall's Coefficient of Concordance)

在现场调查过程中,研究人员经常对观察对象的不同类型指标进行评分,观察不同指标之间的评分是否具有一致性。这种方法的数据资料一般是采用等级评定的方法收集的,为多样本相关数据。按照每个评判员的评分,对 k 个观察对象或观察指标的评分由小到大编秩,秩次为 $1,2,\cdots,k$。可以应用 Kendall 和谐系数进行一致性评价:

$$W = \frac{12\sum_{j=1}^{k} R_j^2 - 3b^2 k(k+1)^2}{b^2 k(k^2 - 1)}$$

其中 k 为观察对象个数，b 为评判员个数，R_j 为 b 个评分员对第 j 个观察对象评分秩次数的秩和，$j=1,2,\cdots,k$。

Kendall 秩相关系数(Kendall's Rank Correlation/Kendall's Tau)

是用于反映分类变量相关性的指标，适合于顺序变量或不满足正态分布假设的等间隔数据。它利用变量秩次数据计算一致对数目(P)和非一致对数目(Q)。一致对指变量取值大小顺序相同的两个样本观测值，即变量 X 取值的等级高低顺序与 Y 取值的等级顺序相同，否则称为不一致对。如果两变量具有较强的正相关关系则一致对数目 P 应较大，非一致对数目 Q 应较小；如果两变量的相关性较弱，则一致对数目 P 和非一致对数目 Q 应大致相等，大约各占样本数的 1/2。肯德尔秩相关系数 τ 计算方法如下：

$$\tau = (P-Q)\frac{2}{n(n-1)}$$

式中 n 表示样本含量，τ 取值范围在 $-1\sim 1$ 之间。

Lincoln-Petersen 模型(Lincoln-Petersen Models)

这是最简单的捕获再捕获模型，Laplace 曾于 1786 年用它估计法国的人口数目，Petersen 于 1900 年前后、Lincoln 于 1930 年将其用于野生动物研究。此模型是建立在如下基本假设之上的：群体是封闭的，即没有出生/死亡和迁入/迁出的情况发生；所有动物被捕获的概率相同；标记不会被遗失或忽略。由于在现实情况中经常有一个或若干个假设不成立（往往使估计量产生严重偏差），因此除去某些个别情况，此模型一般是不合适的。它是一个两样本的模型，第一次取样中 n_1 只被捕获的动物被做好标记并放回到野外群体中，在其后的第二次取样中有 n_2 只动物被捕获，其中带有标记的有 m 只。直观上看，第二次样本中带标记动物的比例 $\frac{m}{n_2}$ 应该近似等于整个群体中标记动物的比例 $\frac{n_1}{N}$，故群体总数 N 可以用以下公式估计：

$$N = \frac{n_1 n_2}{m}$$

NUD*IST 软件(NUD*IST Software)

由 QSR International Pty Ltd（QSR）公司开发的一套强大而又灵活的定性分

析软件(NVivo, N6 and Xsight)之一,操作平台为 Windows 98、2000、ME、NT4.0、XP,用于文本分析,是专为大规模定性研究项目设计而成。数据输入输出方便快捷,分析功能强大,主要适合分析纵向研究、行为研究、内容分析、对话分析、人类学、文学回顾以及上述多种方法混合使用的定性研究数据。

PPS 抽样法(Probability Proportionate to Size Sampling)

又称按规模大小成比例的概率抽样,简称为 PPS 抽样。属于概率抽样中的一种,指按概率比例抽样,在多阶段抽样中,尤其是二阶段抽样中,初级抽样单位被抽中的几率取决于其初级抽样单位的规模大小,初级抽样单位规模越大,被抽中的机会就越大;初级抽样单位规模越小,被抽中的几率就越小。就是将总体按一种准确的标准划分出容量不等的具有相同标志的单位,然后在总体中按不同比率分配的样本量进行的抽样。常用于社会、经济和人口调查,这种方法最根本的优点是能够较大程度地提高抽样精度,较好地推断总体。其公式如下:

$$\frac{Mosa}{Fb} \times \frac{b}{Mosa} = \frac{1}{F} = f$$

其中,$Mosa$ 是各个群的样本规模,b 是每个群所需要抽取的样本量,F 是总体中每多少个数量抽取一个样本的代表值,f 为抽样比例。

PRISMA 声明(Preferred Reporting Items for Systematic Reviews and Meta-analysis)

由一个 27 个条目清单和一个四阶段的信息收集流程图组成。清单包括 7 个方面的内容:①标题;②结构式摘要;③引言(基本原理和目的);④研究方法(方案与注册、纳入与排除标准、信息来源、检索策略、筛选研究、数据收集过程、数据项、单个研究偏倚的风险、结局指标、结果合成、不同研究之间的偏倚风险、附加分析);⑤结果(研究选择、研究特征、研究中的偏倚风险、单个研究的结果、结果合成、不同研究之间的偏倚风险、附加分析);⑥讨论(证据小结、局限性、结论);⑦项目资助情况。PRISMA 声明主要针对的是随机对照试验系统评价和 Meta 分析,也适合作为其他类型研究系统评价报告的基础规范,尤其是对干预措施进行评价的研究。

QQ 访谈法(QQ Interview)

利用 QQ 平台了解访谈对象的情况,获取访谈对象的第一手资料。这种新的访谈形式是访谈原理与网络技术有机结合的产物。QQ 访谈法的运用,在客观上起到了补正面对面的现场访谈法的不足之处。借助 QQ 这一即时聊天工具,个人电脑在连线状态下,透过一个小视窗能与他人对话。QQ 访谈可分为纯文本和语音聊天两种形式。纯文本聊天,主要是通过电脑打字的方式收发信息,聊天效果主要取决于交流双方打字的速度及准确程度,优点在于能够保留聊天记录,在当事人需要时,还可对聊天记录进行复制;语音聊天则主要借助麦克风向对方传递语言信息,类似于我们平时打电话。采用语音聊天,可使表达和理解更容易,排除了使用单一的文字方式聊天时,用自己的语气和理解方式来读对方打出来的字时的误解。单位时间内接发的信息要远远超过纯文本方式,不足之处是语音信息稍纵即逝,若要保留则需要录音设备。

ROC 曲线(Receiver Operating Characteristic Curve)

用真阳性率(即灵敏度)作纵轴,假阳性率(即 1－特异度)作横轴,通过移动截止点绘制得出的曲线即为 ROC 曲线,可反映灵敏度和特异度的关系,用于二分类判别效果的分析与评价。

Simmons 模型(Simmons Model)

是关于两个无关联问题的 RRT 模型,是在 Warner 模型基础上,引入非敏感性问题 Y 来替换 Warner 模型中敏感性问题的对立问题,从而提高被调查者的安全感,最终提升敏感性问题调查的真实性。由于非敏感性问题(Y)与敏感性问题(X)无关,所以这个模型叫作无关联问题随机化回答模型。具体形式如下所示:X:我具有敏感性特征。Y:我具有非敏感性特征。例如在对于敏感性问题"是否有过吸毒经历"的调查中,随机化装置如下:X:我有过吸毒经历。Y:我的生日在十月份。通过以上随机化装置,被调查者依旧只需回答"是"或者"否"即可,而调查者并不知道被调查者抽到的卡片上面的问题,因此有效保护了被调查者的隐私。最后调查者通过统计回答"是"的人数并运用概率论和数理统计的知识就可以估计出总体中具有敏感性特征的人群比重 π_X。

Six Sigma 理论(Six Sigma)

σ 在统计学上是标准差的符号,应用于估算均值的可信区间分布。Six Sigma 理论借用了标准差的概念,是指在标准正态分布的事件中,分布于平均水平 6 倍标准差以外的概率为 3.4/1000000。在应用于质量提高时,这个极小的数字意味着在过程中出现误差的几率只有 3.4/1000000,已十分接近完美。Six Sigma 理论依赖于统计数据,提示人们可以监测并采取提高措施使误差尽可能的接近于 0。

Spearman-Brown 值(Spearman-Brown Prophesy Formula)

主要用于心理测量中,当测量特质通过各测量条目分值之和反应时,可以用 Spearman-Brown 值估计 k 个平行测量分值之和间的一致性,计算公式为:

$$\alpha = \frac{kR}{1+(k-1)R}$$

其中 R 表示每个测验的真分数方差与实测分数方差之比,该公式要求每个测验有相同的真分数与实测分数,否则,数据需要经过标准化。

Warner 模型(Warner Model)

是指用于二分类敏感问题的 RRT 模型,是由 Warner 于 1965 年提出的。其设计原则是根据敏感性特征设计两个相互独立的问题,让被调查者按预定的概率从中选一个回答,调查者无权过问被调查者回答的是哪一个问题,从而保护了被调查者。设总体可分为互不相容的两类:具有敏感性特征的一类与不具有敏感性特征的一类,即总体中的每一个体或者具有敏感性特征(属于 A),或者不具有敏感性特征(属于 $\bar{A}$)。我们的目的是估计具有敏感性特征(属于 A)的人在总体中所占的比例 π_A。

Williams 一致性(Williams Agreement Measure)

是评价个人评分与某一群体评分一致性的有效信度指标。该指数是某个评分者与群体其他评分者一致的比例与群体剩余所有两两评分者一致的平均比例之比值,具体计算方法为:

$$I_n = P_0/P_n$$

式中：
$$P_0 = \frac{1}{n}\sum_{j=1}^{n} P_{0,j}$$
$$P_n = \frac{2}{n(n-1)}\sum_{j<j'} P_{j,j'}$$

式中 $P_{j,j'}$ 表示第 j 个评分者与第 j' 个评分者一致的比例，$j=0$ 表示所关注的某个评分者，n 表示评分者的数量。

3 参数 Normal-ogive 模型（3-parameter Normal-ogive Model）

项目反应理论模型，受试者对某条目的选择概率与其潜在特质有关，由 Lord 提出，也称正态卵形函数模型：

$$P(\theta) = C + (1-C)\int_{-\infty}^{a(\theta-b)} \frac{1}{\sqrt{2\pi}} e^{-\frac{t^2}{2}} dt$$

称为 3 参数的 logistic 模型，简称 3PL。模型中参数 C 称为"猜测参数"（Guessing Parameter），即受试者无任何潜质也能正确回答条目的概率。b 是条目难度参数，表示在模型概率曲线上升最快点对应的 θ 值。a 是区分度参数，是模型概率曲线拐点处的斜率。

索　引

安慰剂对照　1
安慰剂效应　1
按比例分配　1
按规模大小成比例的概率抽样　1,163
案例分析　2
半封闭式问题　2
半格式化采访　2
保护率　2
保密　2,57
报道性摘要　3,149
报告偏倚　3
暴发　3,76
暴露　3
暴露怀疑偏倚　3,4
暴露偏倚　4
贝叶斯决策　4
备查项目　4
备份　4,25,103
被动监测　4,5
比/相对比　5
比较法　5
比值比　5
必须输入变量　5
边际成本　6
边际模型　6
编程检查　6
编码　6

编码（定性研究）　6
编码表　7
编码方案　7
变动成本　7,46,53
变量类型　7,33,50,122
便利抽样　8,86
辨别效能　8
标化比　8
标识编号　8
标准抽样　8
标准对照　9,135
标准化法　9
标准化死亡比　9
表面效度　9
并联试验　9
病程长短偏倚　10,51
病例报告　10
病例报告表　10
病例队列研究　10
病例对照研究　5,10,11,12,18,25,45,50,53,54
病例父母三重研究　10
病例家庭对照研究　11
病例交叉设计　11
病例交叉研究　11
病例时间对照设计　11
病例同胞对照研究　11

病例系列研究 12,26
伯克森偏倚 12,133
捕获移出 12
捕获－再捕获 12,126
不等概率抽样 13,35,96
不放回简单随机抽样 13,96
不合格 13,116
不良事件发生率 14
不依从 14,116,159
不重复抽样 13,142
部分覆盖项目 14
采访提纲 14
参考标准调查 14
参与性观察 15,49
测量偏倚 15,130
测量误差 15,37,38,60,130,161
测量中心化 15,16
测验实得分数 16
层次结构 16,35
层次结构分析 16
产出评价 17,157
场地笔记 17,32
场景变量 17,18
超额危险度 18,50,119
巢式病例对照研究 18
成本复杂度 18
成本效果分析 18
成本效益分析 19
成本效用分析 19
成组匹配 19
乘数法 19
抽样比 22
抽样单位 22,25

抽样分布 22,142
抽样框 13,22,35,87
抽样调查 22,52,73,88,102
抽样误差 22,23,39,88,90,93,135
抽样效度 23
抽样总体 23
出生队列 23,33
初级资料调查 24
串联试验 24
次级资料调查 24
脆弱模型 24
错分分析 25
错分误差 25
错误分类偏倚 25
打包 25
代表性 9,10,21,25,27,29,39,69,82,84,
　　108,109,112,134,138,146
单纯病例研究 26
单纯前后研究设计 26
单阶段抽样 26
单盲 26
单项筛检 26
德尔菲法 27
等比量表 27
等级衡量法 28
等距量表 28,74,95
等值性信度 28
地方性 28
典型案例抽样 28
典型调查 28,29,153
电话采访 29
调查方式 29
调查目的 29,30,106,147

调查问卷　5,30,32,37,52,76,103,104,
　　12,1,156,159,160
调查项目　4,5,30,69,93,105,120
调查研究报告概述　30
调查员　30,38,57,85,90,100
调查员变异　30
调查指标　29,30
定量方法　31
定量评价　31
定量研究　31,44,84,112
定群调查　31
定性方法　31
定性评价　31,32
定性调查　31
定性研究　6,10,31,32
定义问卷文件　32
动机访谈法　33,37,173
动态人群　33
动态图　33
独立双录入　33
队列　10,18,33,94
队列寿命表　34
队列效应　34
对称等距抽样　34
多次性访谈　34
多阶段抽样　34,163
多水平模型　6,35,68,112
多项抽样　1,35
多项筛检　26,35
多项选择法　35
二代监测　35
二阶段抽样　35,36,163
二手资料　24,36

二相抽样　36
二项选择法　36
发表偏倚　36
发病密度　36,37,80,93,94
发生率研究　37
反馈式的聆听　37
范围检查　37
方差成分　37
访谈法　38
访问式调查表　38
放回简单随机抽样　38,96
非概率抽样　22,39,51,54,55,72,82
非概率抽样调查　39
非随机对照试验报告规范　39
非随机数据缺失　39,40
分半法　40
分半信度　40,69
分别比估计　40,73
分层抽样　1,35,41,87,96
分层分析　41,55
分层有目的抽样　41
分段发展模型　41
分隔格式　41
分析性抽样调查　42
封闭群体　42,65
封闭型问卷　42
封面信　42
符合率　42
复本信度　28,43
改良问卷调查法　43
概率抽样　43
概率抽样调查　43
甘特图　43

干预措施　1,13,33,44,46,51,55,61,70,
　　71,97,108,125,127,131,141,145,163

干预性研究　44

格式化采访　2,44

个案追踪法　44

个人访谈　9,38,44

个体患者资料 Meta 分析　45

个体匹配　45

工具变量　45,46

公共卫生监测　46,101

功效评分法　46

构成比　46

固定成本　46,53

固定队列　46

固定回应访谈　47

固定效应　47

关键路径法　47

关联的强度　48,126

关联的一致性　48

关系数据输入　48

观察法　36,49

观察偏倚　49,130

观察性研究报告规范　49

观察终点　50,123

归档数据　50

归因危险度　18,50

归因危险度百分比　50

滚雪球抽样　39,51

过程评价　51,79,131,150

过度匹配　51

过度诊断偏倚　51

行为危险因素监测　130

行为性问题　131

行政区划法　131

合理值　52

核查　52,104,106,137

核心类属　52

横断面调查　52,53

互相对照　53

话语分析　53

患病率调查　21,52,53

回顾性调查　53

回收率　53,67,155

回忆偏倚　53

混合成本　53

混合抽样技术　54

混合型问卷　54

混杂　54,55

混杂变量　54,92

混杂偏倚　54,55,92

混杂因素　9,41,45,54,55,88,116,135

霍桑效应　55

机会成本　55

机会抽样　55

机会性筛检　55

机会一致性　56

基线　10,39,56,108,110

基线调查　39,56

极端案例抽样法　56

即时性队列研究　56

疾病因果关系　56

集体访谈　57

计算检查　57

记录连接　57

绩效评价　57

加密字段　57,58

加权 Kappa 系数　58
家庭健康询问　58
假阴性　25,58
间接成本　58
间接访谈　58
监测　59,64,96,97,123,138,147,153,165
监督　30,59
检查文件　59
检出症候偏倚　59
检验效能　59,60,135
检验－再检验方法　60
简单随机抽样　60,96,117
建成环境　60
健康工人效应　60
交叉对照试验　61
交叉设计　61,124
交叉验证　61
交互作用　11,26,45,61
结构方程模型　62,134
结构效度　37,62,114
结构性访谈　38,62,120
结构性摘要　62
结果变量　62
结局　3,8,9,11,16,37,40,41,44,56,63
金标准　9,35,63,87,114,146
金标准对照　63
经验效度　63,129
精确度/精度　63,74,111,156
净效应　63
静态人群　64
具体目标　33,64
聚合效度　64
聚集性偏倚　64

决策分析　64
决策树　64,65
决策支持体系　65
开放群体　65
开放式访谈　65
开放式分析　66,70
开放式问题　2,66,157
开放型问卷　66
抗体阳转率　66
可比性　9,66,72,86,145
可接受性　66,67
可靠性分析　67
克隆巴赫信度系数　67
客观检验法　67
客观障碍　68
空白对照　68,140
空模型　68
空缺值　69,93
控制措施　69,156
控制图　69
库得－理查森信度　69
跨层交互作用　70
框架分析法　70
类别分析　70
类实验　70,71
类属　71,136,152
类属型定性研究报告　71
累计发病率　71
李克特量表　71
理论阐述　72
理论抽样　72,133
理论为依据抽样　72
理论研究型报告　72

历史对照 72
历史前瞻性队列研究 73
历史性研究 73
立意抽样 39,73,87
连续性纵向调查 73
连续质量评价 73,150
联合比估计 73
联合回归估计 74
两阶段随机化回答模型 74
量表 74
疗效观察项目 74
临床疾病期 75
领先时间 75
领先时间偏倚 75
流程图 75,109,110,111,127,146,163
流行曲线 76
轮廓分析 21,76,77,89,107
轮廓勾勒 77,132
轮廓图 77
论说式回应 78
论文评阅 78
逻辑核查 79
逻辑模型 79
逻辑效度 79,84,134
逻辑一致性检查 79
率比 79,126
满意度 80,150
盲法 26,80,110,146
密切值法 80
面对面访谈 80
描述性研究（调查） 81
敏感问题 81,85,102,112,165
敏感问题调查技术 81

敏感性分析 81
敏感性问题网络调查 82
名义分组法 82
目的抽样 73,82,87
目的为依据抽样 72,82
奈曼偏倚 83,125,133
难度参数 83
内部收益率 83
内部一致性 67,84
内容分析法 84
内容效度 9,79,84,134
内生变量 84
内省日志 84,85
内在效度 84,85,134
匿名 27,43,82,85
鸟瞰法 85
偶遇抽样 8,39,86
排列图 86
判别效度 8,87
判断抽样 87
培训 30,79,85,86,87,108,110,128
配对随机化 87
配额抽样 39,87
匹配 45,51,55,87,88
偏倚 88,91,92
片段呈现 88,132
频率 88,135,146,152,158
频数匹配 19,88
平行轮廓 88,89
评分者信度 89
评价 1,2,5,8,10,12,14,16,17,26,31,
  32,33,59,60,67,68,89,103,122
评价式回应 89

普查 90,93,97
期望寿命年数 90
启迪教育式的询问方法 90
前后对照 90
前瞻性队列研究 73,91
前瞻性调查 91
倾向评分 92
倾向评分配比 92
情境型定性研究报告 92
区分度参数 92,166
区间尺度 93
全面调查 93
缺失值 69,93,139
确诊病例 93,138
人群为基础的队列研究 93
人时发病率 93
人种学 17,94,97
三角支撑 94
散发 94,95
瑟斯顿量表 95
筛查性访谈 95
筛检/筛查 95
筛检试验 9,24,26,35,42,67,95,96
哨点监测 96,138
设计效应 96
设施设备安全追踪 96
社会网络分析 96,97
社区干预研究 97
社区试验 97,125
社区为基础的病例对照研究 97
社区研究 97
深度访谈型研究报告 97
失访 40,50,94,98,116,151

失访率 98,151
失访偏倚 98
失效安全数 98
时点患病率 99
时间权衡法 99
时间效应偏倚 99,133
时间序列分析 99
实/试验变量 100
实地观察法 100
实际建议性报告 100
实际频数 100
实物分析 100
实验单位 100,101
实验室监测 101
实验效应 101,118
实验证据 101
示踪方法 101
事后编码 101
事前编码 102
事实性问题 102
输出数据 102
输入数据 102,104,121
属性特征的敏感性问题 102
数据包络分析 103
数据编码 7,103
数据管理 103
数据归档 103
数据集 103,104
数据检查 104
数据库定义 104
数据库结构 32,105,121
数据录入 105,106,137
数据录入形式 105

数据输入表　105
数据文件　25,102,106
数据一致性　79,106
数量分组　106
数量特征的敏感性问题　106
双重抽样　36,106
水平轮廓　106,107
顺位法　107
顺序尺度　107
顺序量表　74,108
随访　18,23,34,62,63,71,98,108,110,145
随机抽样　108
随机对照试验　108
随机对照试验 Meta 分析的统一报告格式　108
随机化　109,139
随机平行对照试验报告规范　109
随机区组设计　112
随机效应　112
随机应答技术　112
随机有目的抽样　112
索引变量　48,49,112,113
态度性问题　113
探索性因子分析　113
特殊项目追踪　113
特异度　9,24,25,114,144,164
特异性　55,95,101,114,153
特征效度　114
条件矩阵　114
条件路径　114
条件跳转　114,115
条目特征曲线　115
同伴推动抽样法　115
同时效标　115

同源爆发　115
同源抽样　115
同质性　69,116
头脑风暴　116,122,155
退出　116
脱落　116
外部第三方专家的访谈　116
外来因素　55,116
外生变量　84,117
外推法　117
外在效度　117
完全随机化　117
完全随机缺失　117
完全随机设计　118
完整性核查　118
网络采访　118
网络规模迭加法　118
网络会议　118
网络实时交谈　119
网络文献调查法　119
危险度差　119
危险因素　18,35,80,83,99,119,131,138
微访谈　119
文献法　119
问卷编码　120
问卷法　120
问卷访谈　120
问卷核查　121
问卷接收　121
问卷说明　42,121
问卷文件　7,8,32,106,114,121
问卷效度　122
问卷信度　81,122

问题库　122

屋顶效应　123

无残疾期望寿命　123

无差异错误分类　123

无关联匿名监测　123

无结构性访谈　38,124

无限总体　23,124

无限总体抽样　124

无形成本　124

无应答偏倚　124,133

洗脱　124

洗脱期　61,124

系统抽样　125

系统追踪法　125

现场实验　125

现场调查　30,48,54,56,103,125,156,161

现患－新发病例偏倚　125

限制　55,88,104,115,118,125,126

陷阱反应　126

陷阱畏缩　126

陷阱愉悦　126

相对危险度　79,80,126,129

项目反应理论　126

项目监督　126

项目评价技术　127

项目实施　33,51,126,127,150,157

项目特征曲线　83,115,126,127

项目组织计划　128

小组讨论法　128

效标　128,129,143

效标效度　63,128,129

效标效度　63,128,129

效度系数　37,129

效果评价　17,97,129,141,157

效果指数　129

效能/功效　129

效应测量　130

效用　5,19,129,158

协调系数　130,155

信度比　130

信息偏倚　49,130

形成性评价　131

虚假关系　131

需要筛检人数　131

需治疗人数　132

序列法　132

叙事分析　132

选题小组访谈　132

选择偏倚　98,133

选择式登录　133

选择式分析　70,133

选择性筛检　133

循环等距抽样　133

循环效度　84,134

压缩　134

研究方案　110,134

研究效率　45,51,134

验证性因子分析　134

阳性对照　9,135

样本　135

样本大小/样本含量　135

样本率　135,158

药物利用评价　136

一次性访谈　166

一级编码　136

一致性　33,58,116,122,136,137,161,165

一致性检查 104,136
一致性检验 137
一致性系数 137
医学论文 137
医学论文结构 137
医学现场调查 137,171
依从性 138
遗留问题 138
疑似病例 138
以人群为基础的监测 138
以医院为基础的调查 138
易感性偏倚 138
意向性分析 139
因果分析图 139
因果关系 37,57,62,84,117,119,131,139
阴性对照 140
阴性似然比 140
阴性预测值 140
隐私 3,57,81,82,112,141
隐私权 140,141
影响/效果评价 141
影响评价 141
应答率 42,53,141,153
有差异错误分类 141
有限总体 133,141,142
有限总体抽样 141
有限总体校正 142
有限总体校正系数 142
有效率 142
语义差异量表 142
预测效标 143
预防性筛检 143,151
预评价 143

预试验 143
预调查 143,159
预先设定主题 143
源人群 26,144
约登指数 144
扎根理论 6,52,70,72,144,152
长期趋势 17,100
真实分数 144
真实性 25,85,98,144,145,146,164
真实验 71,145
真阳性率 145,164
真阴性率 114,140,145
诊断怀疑偏倚 145,146
诊断性研究 146
整群抽样 16,22,146
整群筛检 133,146
症状监测 146,147
知情权 147
知情人 44,55,147,152
知情人交谈/采访 147
知情人物访谈 147
知情同意 148
直接成本 148
直接访谈 148
直接观察法 29,148
直接因果联系 148
直线等距抽样 148
职业暴露队列 149
指示变量 149
指示性-报道性摘要 149
指示性摘要 149
指数 144,149
质量保证 149

质量分组　150

质量控制　69,150,156,173

质量评价　108,150,173

质量提高　73,150,165

质性访谈　150

治疗性筛检　143,151

秩和比　151

置信系数　151

终止时间　151

种子数　151,152

重测信度　20

重点抽样　152

重复　20

重复变量　20

重复横断面调查　21

重合轮廓　21

重新编码　21

周期性　99,149,152

轴心登录　152

轴心式分析　70,152

主动监测　152,153

主动随访　153

主动性筛检　153

主观评价法　153

主观障碍　153

主题采访　154

主题抽提分析　70,154

主题框架分析法　154

主题内容　154

主效应　26,61,154

专家个人判断　154

专家会议　155

专家积极程度　155

专家评估信度法　155

专家权威程度　155

专家意见的协调程度　155

专家意见一致性　155

专题调查研究报告　155

专题小组访谈法　156

准确度　68,144,156

自变量　38,84,85,100,130,156

自然景观法　156

自身对照　61,156

自填调查表　156

自由式　157

自助再抽样　157

综合个案　157

综合评分法　157

综合性抽样调查　157

综述　36,39

总结性评价　157

总体率　158

总体率估计　158

纵向研究　31,37,73,158,163

最大差异抽样　158

最小成本分析　158

最优分配　158,159

最优分配分层随机抽样　159

遵循研究方案分析　159

acceptability　66

accidental sampling　86

accuracy　156

achievement evaluation　57

active follow-up　153

active screening　153

active surveillance　152

actual frequency　100

adverse event rate　14

aerial view of law　85

aggregation bias　64

agreement/consistency rate　42

Aickin's measure of agreement　159

Aickin一致性系数　159

alternate form reliability　43

analysis of misclassification　25

analytic sampling survey　42

anonymity　85

antibody positive conversion rate　66

attitude question　113

attributable risk　50

attributable risk proportion, AR%/etiologic fraction　50

axial coding　152

axis analysis　152

backup　4

baseline　56

baseline survey　56

Bayesian decision　4

before-after control　90

behavior question　131

behavioral risk factors surveillance　130

Berkson's bias　12

bias　88

birth cohort　23

blank control　68

blind　80

bootstrap resampling　157

brainstorming　116

built environment　60

calculating inspection　57

capture-recapture　12

case report　10

case report form　10

case series analysis　12

case study　2

case-case study　26

case-cohort study　10

case-control study　10,18,97

case-crossover design　11

case-crossover study　11

case-family control study　11

case-parent trios study　10

case-sibing control study　11

case-time-control design　11

categorical qualitative research report　71

category　19,52,70,71

category analysis　70

category matching　19

causality　139

cause-and-effect diagram　139

ceiling effect　123

census　90

chance agreement　56

check　6,37,52,59,79,104,121,136

check file　59

circular validity　134

cis-position type　107

closed population　42

closed questionnaire　42

close-value method　80

cluster sampling　146

Cochran chi-sqare　159

Cochran 卡方 159
code 6
codebook 7
coding schemes 7
coefficient of concordance 137
cohort 10,23,33,34,46,56,73,93,149
cohort effect 34
cohort life table 34
coincident profile 21
collective interview 57
combined ratio estimate 73
combined regression estimator 74
common source outbreak 115
community intervention study 97
community study 97
community trial 97
community-based case-control study 97
comparability 66
comparison type 5
complete randomization 117
complete survey/overall survey 93
completely random design 118
compliance 138
comprehensive case 157
comprehensive scoring method 157
comprehensive survey and research report 30
compress 134
concentration of expertise 155
concurrent cohort study 56
concurrent validity 115
conditional jump 114
conditional matrix 114
conditional path 114

confidence coefficient 151
confidentiality 2
confirmatory factor analysis,CFA 134
confirmed case 93
confounding 54
confouding bias 54
confouding factor 55
confounding variable 54
consistency 42,48,79,84,106,136,137
consistency check 79,136
consistency of the association 48
consistency test 137
consolidated standards of reporting trials, CONSORT 109
construct validity 62
content analysis 84
content validity 84
contextual variables 17
continuing longitudinal survey 73
continuous quality improvement,CQI 73
control chart 69
control measure 69
control quality 150
convenience sampling 8
convergent validity 64
coordination coefficient 130
coordination of expertise 155
cording 6
core category 52
cost benefit analysis,CBA 19
cost effectiveness analysis,CEA 18
cost minimum analysis,CMA 158
cost utility analysis,CUA 19

cost-complexity 18
cover letter 42
criteria reference survey 14
criterion 128
criterion sampling 8
criterion validity 63,128,129
critical path method 47
Cronbach's alpha 67
crossover control 61
crossover design 11,61
cross-sectional study 52
cross-validation 61
cumulative incidence rate 71
cyclic variation/periodicity 152
data archiving 103
data check 104
data coding 103
data consistency 106
data entry 48,105
data entry form 105
data envelopment analysis,DEA 103
data file 106
data form 105
data management 103
database definition 104
database structure 105
dataset 103
decision analysis 64
decision support system,DSS 65
decision tree 64
degree of satisfaction 80
delimited format 41
Delphi technique 27

descriptive study (survey) 81
design effect 96
detection bias 15
detection signal bias 59
diagnostic study 146
diagnostic suspicion bias 145
dichotomous choice method 36
differential misclassification 141
direct cause association 148
direct cost 148
direct interview 148
direct observation method 148
discourse analysis 53
discriminant validity 87
discriminative power,DP 8
disease causation 56
document analysis 100
document data 50
documentary method 119
double entry 33
double sampling 106
drop-out 116
drug use evaluation 136
dynamic population 33
effective rate 142
effectiveness evaluation 129
efficacy coefficient method 46
empirical validity 63
empty model 68
encoding questionnaire 120
encrypted field 57
end point 50
end time 151

endemic 28

endogenous variable 84

enlightenment education style inquiry method 90

environment of care tracers 96

epidemic curve 76

equidistance scale 28

equivalence reliability 28

ethnography 94

evaluation 17,31,32,39,51,57,89,127, 129,131,136,141,143,157

evaluation response 89

excess risk 18

exogenous variable 117

experiment effect 101

experiment unit 100

experimental evidence 101

experimental variable 100

expert meeting 155

expert personal judgment 154

experts authority level 155

experts positive extent 155

exploratory factor analysis,EFA 113

export 102

exposure 3

exposure suspicion bias 3

external consultant interview 116

external validity 117

extraneous factor 116

extrapolation 117

extreme case sampling 56

face to face interview 80

face validity 9

fact question 102

fail-safe number,Nfs 98

false negative 58

field experiment 125

field notes 17

field observation 100

field survey 125

finite population 141

finite population correction 142

finite population sampling 141

finite population correction factor,FPC 142

fixed cohort 46

fixed cost 46

fixed effects 47

fixed population 64

fixed-response interview 47

flow diagram 75

focus group discussion 156

focus groups 128

FOCUS-PDCA model 160

FOCUS-PDCA 模型 160

follow up 108

follow-up bia 98

formatting interview 44

formative evaluation 131

frailty model 24

framework analysis/approach 70

free type 157

frequency 88,100

frequency match 88

Friedman chi-square 160

Friedman 卡方 160

gantt charte 43

gold standard   63
gold standard control   63
grounded theory   144
Hawthorne effect   55
healthy worker effect   60
hierarchical cluster analysis   16
hierarchical structure   16
historical prospective cohort study   73
historical study   73
history control   72
homogeneity   116
homogeneous sampling   115
hospital based survey   138
household health interview   58
identifying number   8
impact evaluation   141
import   102
incidence density   36
incidence study   37
independent variable   156
in-depth interviews report   97
index   129,134,144,149
index of effectiveness, IE   129
indicated abstract   149
indicated reported abstract   149
indicator variable   149
indirect cost   58
indirect interview   58
individual interview   44
individual matching   45
individual tracers   44
individual-patient data MA/IPD MA   45
ineligibility   13

infinite population   124
infinite population sampling   124
information bias   130
informed consent   148
informed person interview   147
insider   147
instruction   121
instrumental variable   45
intangible cost   124
integrity verification   118
intensity sampling   152
intention-to-treat (ITT) analysis   139
interaction   61
internal consistency   84
internal rate return   83
inter-scorer reliability   89
interval scale   93
intervention   44,97
intervention study   44
interview   38
interview outline   14
interviewer   30
interviewer variability   30
intrinsic validity/internal validity   85
introspection log   84
item characteristic curve, ICC   115,127
item characteristic curve, ICC   115
item difficulty   83
item discrimination   92
item response theory, IRT   126
judgment sampling   87
Kappa coefficient   58,161
Kappa 系数   58,89,159,161

Kendall's coefficient of concordance　161
Kendall's rank correlation　162
Kendall 和谐系数　89,161
Kendall 秩相关系数　162
key informant interview　147
key variable　112
Kuder-Richardson　69
laboratory-based surveillance　101
lead time　75
lead time bias　75
leftover problem　138
legal value　52
length bias　10
level profile　106
life expectancy of free disability, LEFD　123
life expectancy years, LEY　90
Likert scale　71
Lincoln-Petersen models　162
Lincoln-Petersen 模型　162
linear systematic sampling　148
logic check　79
logic model　79
logical consistency check　79
logical validity　79
longitudinal study　158
loop equidistant sampling　133
loss to follow-up　98
lost of follow-up rate　98
main effect　154
marginal cost　6
marginal model　6
mass screening　146
matching　19,45,51,87,92

maximum variation sampling　158
measurement centering　15,70
measurement centering　70
measurement error　15
measuring quality/quality assessment　150
medical field survey　137
medical paper structure　137
medical papers　137
micro-interview　119
misclassification bias　25
misclassification error　25
missing completely at random, MCAR　117
missing not at random, MNAR　39
missing value　93
mixed cost　53
mixed questionnaire　54
mixing sampling strategies　54
modified questionnaire survey　43
monitoring　30,59
motivational interviewing　33
multi-level model　35
multinational sampling　35
multiple choice method　35
multiple interviews　34
multiple screening　35
multiplier method　19
multi-stage sampling　34,163
multi-subject sample survey　157
must enter variables　5
mutual control　53
narrative analysis　132
natural boundaries　156
negative control　140

negative likelihood ratio,－LR　140
negative predictive value　140
nested case-control study　18
net effects　63
net interview　118
net meeting　118
network literature survey　119
network scale-up method,NSU　118
Neyman bias　83
nominal group techniques　82
noncompliance　14
non-differential misclassification　123
non-probability sampling　39
non-probability sampling survey　39
non-response bias　124
null value　69
number grouping　106
number needed to be screened,NNBS　131
number needed to treat,NNT　132
objective obstacle　68
objective test method　67
observational bias　49
observational survey　49
observe result　74
observed score　16
occupational exposures cohort　149
odds ratio,OR　5
one time interview　166
open analysis　66
open coding　136
open population　65
opened questionnaire　66
open-ended interview　65

open-ended question　66
opportunistic sampling　55
opportunistic screening　55
opportunity cost　55
optimum allocation　158
optimum allocation in stratified sampling　159
ordinal　132
ordinal scale　107
outbreak　3,115
outcome evaluation　17
outcomes　63
over diagnosis bias　51
over matching　51
paired randomization　87
panel survey Study　31
paper review　78
parallel profile　88
parallel test　9
pareto chart　86
parkage　25
partial coverage program　14
participatory observation　15
passive surveillance　4
peer driven sampling method　115
per-protocol（PP）analysis　159
person time incidence rate　93
piecewise growth model　41
placebo control　1
placebo effect　1
point prevalence　99
political boundaries　131
population based cohort study　93
population rate　158

population rate estimation   158

population-based surveillance   138

positive control   135

possible case   138

post-coding   101

power   129

power of a test   59

practical suggestion report   100

precision   63

pre-coding   102

predictive validity   143

pre-event evaluation   143

pretest   143

prevalence survey   53

prevalence-incidence bias   125

preventive screening   143

primary data survey   24

priori issue   143

privacy   140

probability proportional to sampling, PPS   1

probability sampling   43

probability sampling survey   43

process evaluation   51

profile   21,76,77,88,89,106

profile analysis   76

profile plot   77

program evaluation and review technique, PERT   127

program implementation   127

program monitoring   126

programmed check   6

program-specific tracers   113

project organizational plan   128

propensity score   92

propensity score matching   92

proportion   46

proportional allocation   1

prospective cohort study   73,91

prospective survey   91

protection rate   2

protocol   134

public health surveillance   46

publication bias   36

purpose   29,41,82,112

purpose-driven sample   82

purposive sampling   73,82

qualitative evaluation   32

qualitative interview   150

qualitative method   31

qualitative research   31

qualitative research method   32

qualitative sensitive problem   102

quality assurance, QA   149

quality grouping   150

quality improvement, QI   165

quality of reporting of Meta-analyses randomized of randomized controlled trials, QUOROM   108,109

quantitative evaluation   31

quantitative method   31

quantitative research   31

quantitative sensitive problem   106

quasi-experiement   70

question pool   122

questionnaire   30

questionnaire checking   121

questionnaire definition 32
questionnaire file 121
questionnaire interview 120
questionnaire receiving 121
questionnaire reliability 122
questionnaire study 120
questionnaire validity 122
quota sampling 87
random effects 112
random purposeful sampling 112
random sampling 108
randomization 87,109,117
randomized block design 112
randomized controlled trial,RCT 108
randomized response technique,RRT 112
range check 37
rank sum ratio,RSR 151
rate ratio,RR 79
rater-expert reliability 155
rating scale 28
ratio 5
ratio of equality scale 27
real-time network chat,IRC 119
recalling bias 53
recode 21
record linkages 57
recovery rate 53
reference projects 4
reflexive control 156
relational data entry 48
relative risk,RR 126
reliability analysis 67
reliability ratio 130

removal 12
repeat variable 20
repeated cross-sectional survey 21
replication 20
reported abstract 3,149
reporting bias 3
representativeness 25
response rate 141
response theory 78
restriction 125
results variable 62
retroaction listening 37
retrospective survey 53
review 78,127
right of privacy 140
right to know 147
risk difference 119
risk factor 119
run chart 33
sample 135
sample rate 135
sample size 135
sample survey 22,157
sampled population 23
sampling distribution 22
sampling error 22,23,39,88,90,93,135
sampling fraction 22
sampling frame 22
sampling unit 22
sampling validity 23
sampling without repeating 13
scale 74
screening 95

screening interview 95
screening test 96
secondary data 24,36
secondary data survey 24
secondary generation surveillance 35
secular trend/secular change 17
seed number 151
selection bias 133
selective analysis 133
selective coding 133
selective screening 133
self-administrate questionnaire 156
semantic differential scale 142
semi-closed question 2
semi-structured interview 2
sensitive problem 81,82,102,106
sensitive problem investigative techniques 81
sensitive problem online survey 82
sensitivity analysis 81
sentinel surveillance 96
separate ratio estimator 40
sequence scale 108
serial test 24
simple beforeand after study 26
simple random sampling 13,38,60
simple random sampling with replacement, SRSWOR 38
single blind 26
single phase sampling 26
single screening 26
situational qualitative research report 92
snowball sampling 51
social network analysis,SNA 96

source population 144
special investigation report 155
specific objective 64
specificity 114
split-half method 40
split-half reliability 40
sporadic 94
spurious correlation 131
stage of clinical disease 75
standard control 9,63
standard mortality ratio, SMR 9
standardization 9
standardized ratio 8
stratification analysis 41
stratified purposeful sampling 41
stratified sampling 41,159
strength equation modeling 48
strengthing the reporting of obvervation studies in epidemiology, STROBE 49
structural equation modeling 62
structured abstract 62
structured interview 62
study efficiency 134
subject content 154
subject extraction analysis 154
subjective estimate method 153
subjective obstacle 153
summative evaluation 157
surveillance 4,35,46,59,96,101,123,130, 138,146,152
survey indicator 30
survey method 29
susceptibility bias 138

symmetrical systematic sampling 34
syndromic surveillance 146
system tracers 125
systematic sampling 125
telephone interview 29
test-retest reliability 20
the test-retest method 60
thematic frame work analysis 154
theoretical explanation 72
theoretical research report 72
theoretical sampling 72
theory-driven sample 72
therapeutic screening 151
thurston scale 95
time effect bias 99
time trade off 99
topic group interview 132
topic-focused interview 154
tracer methodology 101
training 87
trait validity 114
transparent reporting of evaluations with nonrandmized designs, TREND 39
trap happy 126
trap response 126
trap shy 126
trend analysis/time serious analysis 99
trial investigation 143
triangulation 94

true experiment 145
true negative rate, TNR 145
true positive rate, TPR 145
true score 144
two stage randomized response model 74
two-phase sampling 36
two-stage sampling 35
typical case sampling 28
typical survey 28
unequal probability sampling 13
unmasking bias 4
unrelated surveillance 123
unstructured interview 124
utility 129
utility measures 130
validity 9,23,62,63,64,79,84
validity coefficient 129
variable cost 7
variable type 7
variance components 37
vignette 88
visiting questionnaire 38
wash out 124
washout period 124
weighted kappa coefficient 58
withdrawal, drop-out 116
Youden's index 144
3 参数 Normal-ogive 模型 166
3-parameter Normal-ogive model 166

参考文献

[1] Brian E. The Cambridge Dictionary of Statistics / B. S. Everitt. In：NetLibrary I，Ebrary I，Editors. Statistics[M]. 2nd Ed. Cambridge University Press，2002.

[2] Efron B.，Tibshirani. R. J. An Introduction to Bootstrap[M]. Chapman & Hall，1998.

[3] EVERITT. B. S. The Cambridge Dictionary of Statistics[M]. 3rd Ed. New York：Cambridge University Press，2006.

[4] B. S. 埃弗里特. 剑桥统计学词典[M]. 第2版. 上海：上海财经大学出版社，2010.

[5] Barker D. J. P.，Cooper C.，Rose G. Epidemiology in Medical Practice[M]. 5th Ed. New York：Churchill Livingstone，1998.

[6] Batalden P. B.，Davidoff F. What Is "quality Improvement" and How Can It Transform Healthcare？[J]Quality and Safety in Health Care，2007，16(1)：2－3.

[7] Bernard H. R.，Hallett T. Iovita A. Counting Hard-tocount Populations：the Network Scale-up Method For Public Health[J]. Sexually Transmitted Infections，2010，86：11－15.

[8] Black，J.，Hashimzade，N.，Myles，G. A Dictionary of Economics[M]. Oxford University Press，2009.

[9] Christopher C. The Concise Oxford Dictionary of Mathematics. In：Nicholson J，Editor. Oxford Concise Dictionary of Mathematics. 4th Ed. /Christopher Clapham，James Nicholson. Oxford New York：Oxford University Press，2009.

[10] Colman，A. M. A Dictionary of Psychology[M]. Oxford University Press，2009.

[11] David G. The Practice of Health Program Evaluation / David Grembowski. Thousand Oaks, Calif. ; Thousand Oaks, Calif. ; Sage Publications, 2001.

[12] Duncan C. The Sage Dictionary of Statistics: a Practical Resource For Students in the Social Sciences / Duncan Cramer and Dennis Howitt. In: Howitt D, Ebrary I, Editors. Dictionary of Statistics. Thousand Oaks, CA London: Thousand Oaks, CA London:Sage Publications, 2004.

[13] Duncan, Cramer, Dennis, Howitt. The SAGE Dictionary of Statistics[M]. Thousand Oaks, California:SAGE Publications, 2004.

[14] Evaluating Public and Community Health Programs / Muriel J. Harris Muriel J. Harris 1955-1st Ed. San Francisco, CA:Jossey-Bass, 2010.

[15] Evaluation and Decision Making For Health Services / James E. Veney, Arnold D. Kaluzny James E. Veney Arnold D Kaluzny 3rd Ed. Chicago, Ill. ; Health Administration Press , 1998.

[16] Gary B. Robert W. B. The Elements of Technical Writing[M]. Macmillan Publishers, 1993.

[17] Goldstein H. Multilevel Statistical Models [M] .London: Edward Arnold, 1995.

[18] Gordis L. Epidemiology[M]. 4th Ed. Amsterdam: Elsevier, 2009.

[19] Hardeo Sahai, Anwer Khurshid. Pocket Dictionary of Statistics[M]. New York:McGraw-Hill/Irwin, 2001.

[20] Heagerty, P. J. , an Zeger, S. L. Marginalized Multilevel Models and Likelihood Inference[J]. Statistical Science, 2000, 15(1):1—26.

[21] Beaufort B. Longest, Jr. Health Program Management: From Development through Evaluation [M]. 2nd Ed. San Francisco, CA ; Jossey-Bass & Pfeiffer,2015.

[22] Hernán MA, Robins JM. Causal Inference[M]. New York: Chapman & Hall / CRC, 2014.

[23] Issel LM. Health Program Planning and Evaluation: a Practical, Systematic Approach For Community Health[M]. 3rd Ed. Burlington, MA: Burling-

ton, MA: Jones & Bartlett Learning, 2014.

[24] Jens M. Lauritsen and Michael Bruus. EpiData Help File Version 3.1[M]. The EpiData Association, Odense Denmark, 2004.

[25] John ML. A Dictionary of Public Health[M]. Oxford New York: Oxford University Press, 2007.

[26] Joint Commission International. Joint Commission International Accreditation Hosptal Survey Process Guide[M]. 4th Ed. Oakbrook Terrace: Department of Publications of Joint Commission Resources, 2010:25-27.

[27] Kenny, David A. Cross-lagged Panel Correlation: A Test For Spuriousness[J]. Psychological Bulletin, 1975, 82: 887-903.

[28] Kish, L. Survey Sampling[M]. John Wiley & Sons, Inc.: New York, London, 1965.

[29] Klenke, Karin. Qualitative Research in the Study of Leadership[M]. Bingley, UK: Emerald Group Pub, 2008.

[30] Kvale, Brinkman. InterViews[M]. 2nd Ed. Thousand Oaks: SAGE. 2008. M. 泽瓦勒贝. 理解生物信息学. 北京:科学出版社, 2012.

[31] Mantel N., Haenszel W. Statistical Aspects of the Analysis of Data From Retrospective Studies of Disease[J]. Journal of the National Cancer Institute, 1959, 22: 719-748.

[32] Maurice Obstfeld. External Adjustment[J]. Review of World Economics, 2004, 140(4):541-568.

[33] Miller WR, Rose GS. Toward a Theory of Motivational Interviewing[J]. Am Psychol, 2009,64: 527-537.

[34] Miquel S. Porta, Sander Greenland, Miguel Hern. Isabel Dos Santos Silva. John M. A Dictionary of Epidemiology [M]. Oxford University Press, 2014.

[35] National Prescribing Service Limited. Drug use Evaluation Antipsychotic use in the Management of Dementia in Aged Care Homes, 2007,1.

[36] Nunnally, Jum C., Bernstein, Ira H. Psychometric Theory[M]. 3rd Ed. New York:McGraw-Hill, 1994.

[37] Parker R. L., Gong Y. L., Shan L. G., Et al. The Sample Household Health Interview Survey[J]. Am J Public Health, 1982, 72 (9 Suppl):65–70.

[38] Patton M. Q. Qualitative Research and Evaluation Methods[M]. 3rd Ed. California:Thousand Oaks,2002.

[39] Peter Armitage. Encyclopedia of Biostatistics[M]. USA New Jersey: John Wiley & Sons, 2005.

[40] Pollock K H. Capture-recapture Models[J]. Journal of the America Statistical Association, 2000, 95:293–296.

[41] Karen (Kay) M. Perrin Karen M. Principles of Evaluation and Research For Health Care Programs / Perrin Author. Burlington, MA. Jones & Bartlett Learning, 2015.

[42] Rosenbaum, P. R., Rubin, D. B. The Central Role of the Propensity Score in Observational Studies For Causal Effects[J]. Biometrika, 1983, 70: 41–55.

[43] Sriv Astava MS, Carter EM. An Introduction to Applied Multivariate Statistics[M]. New York:Elsevier,1983: 207.

[44] Steve Bennett, Mark Myatt. Data Management For Surveys and Trials-A Practical Primer using EpiData. The EpiData Association, Odense Denmark (Https://www.epidata.dk), 2001.

[45] Suber, Feter. Open Access Overview. http://legacy.earlham.edu/peters/fos/overview.htm.

[46] A. B. Cohen, R. S. Hanft, Et al. Technology in American Health Care: Policy Directions For Effective Evaluation and Management[M]. 1929-Ann Arbor:University of Michigan Press, 2004.

[47] Tomáš Jůnek, Pavla Jůnková Vymyslická, Kateřina Hozdecká, Pavla Hejcmanová. Application of Spatial and Closed Capture-Recapture Models On Known Population of the Western Derby Eland (Taurotragus Derbianus Derbianus) in Senegal. PLOS ONE, 2015.

[48] Upton, G., Cook, I. A Dictionary of Statistics[M]. 3rd Ed. Oxford Uni-

versity Press,2014.

[49] Vaupel J. W., Yashin A. I. Heterogeneity's Ruses：Some Surprising Effects of Selection On Population Dynamics[J]. American Statistician,1985,39：176－185.

[50] Wikipedia. the Free Encyclopedia. https：//en. wikipedia. org/wiki/Causality (accessed November 16,2015).

[51] Wikipedia. the Free Encyclopedia. https：//en. wikipedia. org/wiki/Cohort_effect (accessed November 16,2015).

[52] Wikipedia. the Free Encyclopedia. https：//en. wikipedia. org/wiki/Community_studies (accessed November 16,2015).

[53] Wikipedia. the Free Encyclopedia. https：//en. wikipedia. org/wiki/Concept_inventory (accessed November 16,2015).

[54] 陈康幼. 投资经济学[M]. 上海财经大学出版社,2003.

[55] 陈向明. 质的研究方法与社会科学研究[M]. 第2版. 教育科学出版社,2000.

[56] 戴海崎,张锋,陈雪枫. 心理与教育测量(修订本)[M]. 暨南大学出版社,2007.

[57] 丹尼斯 J. 斯威尼. 商务与经济统计(精要版)[M]. 第6版. 机械工业出版社,2012.

[58] 邓春勤,钱序,王克利,等. 定性研究中的抽样技术[J]. 中国社会医学,1995,(4):8－10.

[59] 杜子芳. 抽样技术及其应用[M]. 清华大学出版社,2005.

[60] 方积乾. 生物医学研究的统计方法[M]. 高等教育出版社,2007.

[61] 方积乾. 卫生统计学[M]. 第7版. 人民卫生出版社,2012.

[62] 罗晓敏,詹思延. 如何撰写高质量的流行病学研究论文,第六讲：非随机对照试验研究报告规范——TREND介绍[J]. 中华流行病学杂志,2007,28(4):408－410.

[63] 葛志颖,吴泽培. 在建合成氨工程改产甲醇的基本思路和工艺技术探讨[J]. 化肥设计,2005,5:46－49.

[64] 郭继,阎瑞雪,宋棠. 网络调查方法的优势与局限[J]. 中国社会医学杂志,

2006,23(1):48－52.

[65]郭秀花.实用医学调查分析技术[M].第2版.人民军医出版社,2014.

[66]郭秀花.医学统计学与SPSS软件实现方法[M].科学出版社,2012.

[67]郭秀花.医学现场调查技术与统计分析[M].人民卫生出版社,2009.

[68]胡健颖,孙山泽.抽样调查的理论、方法和应用[M].北京大学出版社,2000.

[69]蒋兴国.临床诊断性试验研究[J].宁夏医学杂志,2008,(8):763－764.

[70]柯惠新,沈浩.调查研究中的统计分析法[M].第2版.中国传媒大学出版社,2005.

[71]李立明.流行病学[M].第6版.人民卫生出版社,2007.

[72]李卫.医疗器械临床试验统计方法[M].人民军医出版社,2012.

[73]连有.西方经济学[M].清华出版社,2008.

[74]梁万年.医学科研方法学[M].人民卫生出版社,2002.

[75]刘德寰.市场调查[M].经济管理出版社,2000.

[76]刘德龄,陈继信.对称等距抽样方法简介[J].统计,1984,6:40－41.

[77]刘力平.捕获再捕获与捕获移出模型的概念、方法和新进展[J].数学进展,2004,33(5):527－539.

[78]刘民.医学科研方法学[M].第2版.人民卫生出版社,2014.

[79]刘晓云,詹绍康.定性资料分析新思路[J].中国卫生资源,2004,7(2):85－87.

[80]刘玉秀,章丹,盛梅.随机对照试验Meta分析的统一报告格式:QUOROM声明[J].中国临床药理学与治疗学,2003,8(5):591－595.

[81]吕钧.EpiData3.0使用手册[M].The EpiData Association, Odense Denmark(Www.epidata.dk),2001.

[82]孙树垒,徐斌,王海燕.内部收益率的修正及比较[J].统计与决策,2010,1:64－66.

[83]孙晓娥.深度访谈研究方法的实证论析[J].西安交通大学学报(社会科学版),2012,32(3):101－106.

[84]孙修福,胡浩,高琦,等.同伴推动抽样法的简介[J].中国卫生统计,2007,24(6):662－664.

[85]孙振球,徐勇勇.医学统计学[M].第4版.人民卫生出版社,2014.

[86] 孙振球. 医学统计学[M]. 第3版. 人民卫生出版社, 2012.

[87] 孙振球. 医学综合评价方法及其应用[M]. 化学工业出版社, 2005.

[88] 谭红专. 现代流行病学[M]. 第2版. 人民卫生出版社, 2008.

[89] 陶国泰, 郑毅, 宋维村. 儿童少年精神医学[M]. 江苏科学技术出版社, 2008.

[90] 汪涛, 陈静, 胡代玉, 等. 运用主题框架法进行定性资料分析[J]. 中国卫生资源, 2006, 9(2): 86-88.

[91] 王波, 詹思延. 如何撰写高质量的流行病学研究论文, 第四讲: 随机平行对照试验报告规范——CONSORT介绍[J]. 中华流行病学杂志, 2006, 27(12): 1086-1088.

[92] 王成勋. 用边际成本计算电价的方法[J]. 武汉水利电力大学学报, 1998, 2: 48-51.

[93] 王家良. 临床流行病学——临床科研设计、测量与评价[M]. 第4版. 上海科学技术出版社, 2014.

[94] 王建华, 詹思延, 谭红专, 等. 流行病学: 第1卷[M]. 第3版. 人民卫生出版社, 2015.

[95] 王遐昌. 财务管理学——理论与实务[M]. 立信会计出版社, 2004.

[96] 王宇, 杨功焕. 中国公共卫生·方法卷[M]. 中国协和医科大学出版社, 2013.

[97] 肖战峰. 统计学基础[M]. 西南财经大学出版社, 2014.

[98] 谢雁鸣, 廖星. 医学研究领域里定性访谈法的质量控制与评估[J]. 中西医结合学报, 2008, 6(7): 668-676.

[99] 辛朋涛, 段兆兵. "QQ"访谈法: 现场访谈法的一个有益补充[J]. 中国远程教育, 2007, 4: 72-74.

[100] 杨威. 访谈法解析[J]. 齐齐哈尔大学学报(哲学社会科学版), 2001, 7: 114-117.

[101] 叶利云, 宋其争. 从自我决定论看动机访谈法疗效机理[J]. 心理学探新, 2010, 30(2): 19-24.

[102] 于河, 刘建平, 王思成. 应用定性研究方法描述中医医患交流过程[J]. 北京中医药大学学报, 2010, 33(11): 732-736.

[103] 于河,杨红,刘建平. 专家临证验案与经验的报告方法——病例系列研究的设计和质量评价[J]. 中医杂志,2008,49(5):407-410.

[104] 詹思延. 流行病学[M]. 第7版. 人民卫生出版社. 2012.

[105] 张学军. 中英文医学科研论文撰写与投稿[M]. 人民卫生出版社,2007.

[106] 张岩波,刘桂芬,郑建中,等. 方差成分模型在职业紧张研究个体效度评价中的应用[J]. 中国卫生统计,2006,23(3):199-201.

[107] 周建波,孙业桓,郝加虎. 定性研究及其数据分析简介[J]. 疾病控制杂志,2007,11(5):520-523.